시니어 큰글자책
큰 숫자와 그림으로 보는 건강서 ❻

Senior 치매예방 뇌비게이션 워크북
뇌훈련 종합편 교과서

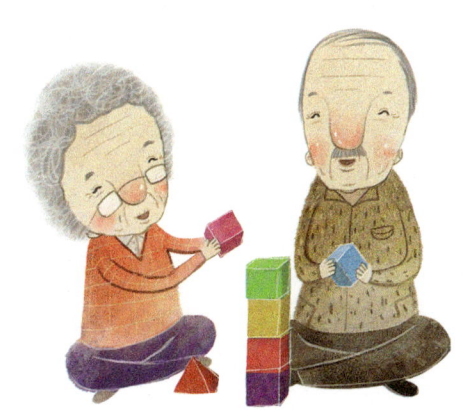

Hj 골든벨타임

이 책을 발간하는 이유?

　노년기의 가장 큰 이슈는 건강한 생활이며, 특히 건강한 신체가 곧 행복한 노후를 즐길 수 있다고들 말합니다.
　즉, 행복한 노후 설계 중 꾸준한 학습은 인간의 인지발달을 유지 및 촉진하며, 노년기의 건강한 정신세계를 유지할 수 있다는 전문가들의 견해입니다.

　노년기는 현직에서 벗어나 여유롭겠지만, 인간관계의 소원함에서 오는 활발한 **의사소통의 부재**, 모든 **신체기능의 저하** 등으로 **뇌영역이 비활성화**될 수 있어요. 노년기 뇌영역의 비활성화로 치매라는 증상이 발현되어 인지학습을 통한 건강한 뇌세포를 유지할 수 있는 뇌훈련이 필요합니다.

　물론 노년기를 맞아 신체적 **노화를 단축하기 위해 식습관을 개선**하고, 신체적으로는 **스트레칭, 산책, 수영, 알맞은 운동** 등으로 즐겨 하기도 합니다. 그러나 뇌건강을 위한 인지 활동은 그다지 관심이 높지 않다는 게 문제라서 **정신 건강의 전략**으로 맛있는 「**뇌훈련교과서(종합편)」을 집필**하게 된 **동기**입니다.

　본서는 누구나, 쉽고, 용이하게 접근할 수 있도록 큰 글자로 편성하였으며, 사진이나 클립을 활용하여 재밌고, 맛나게 학습할 수 있도록 꾸몄어요. 본서의 인지활동을 통해 건강한 뇌훈련 효과가 있기를 간절히 기대해 봅니다.

맛있는 「뇌훈련교과서 [종합편]」 활용방법은?

　본서의 내용은 학습자들의 가독성을 고려하여 시원하게 큰 글자체로 1장에서 4장까지 구성되어 있어요. 1장은 워밍업!, 2장은 유연하게, 3장은 빠져들고, 4장은 심화학습(뇌훈련습관화)과정으로 심플하게 구성했어요.

　전반적으로 종합편의 특성을 살려, 일상에서 다양하게 경험할 수 있는 아이템을 재밌고, 맛있게 채웠답니다. 각 장은 주말과 주일을 제외한 평일 5일로 구성하였고, 20일 작전으로 인지활동 습관화가 저절로 몸에 배도록 하였답니다.

　특히, 우리 일상에서 흔히 접할 수 있는 다채로운 아이템과 이미지를 그림으로 구현하여 풍성한 뇌훈련을 하실 수 있도록 하였습니다.

　# 맛있는 「뇌훈련교과서[종합편]」 활용팁을 살짝 알려드릴게요 ~!

첫째 / 먼저, 맛있는 「뇌훈련교과서[종합편]」을 어떻게 공부할 것인가?
　고민해 보는 시간을 가져보세요. 새벽에? 오전에? 아님 오후에? 집중력이 좋은 오전을 적극 추천해 드리지만, 편안한 시간대를 정하신 후 '목차'에 맞춰 학습일정을 계획해 보세요.

둘째 / 책과 친해지는 시간을 가지세요.
　안 하시던 뇌훈련도 갑자기 하시면 머리가 지끈지끈해요. 처음부터 끝까지 전반적인 책의 느낌과 흐름을 살펴보다 보면, 큰 글자가 눈에 저절로 들어와 "와~ 재밌게 할 수 있다!" 라는 자신이 생기실 거예요.

셋째 / 최대한 해답을 보지 않고, 정답을 찾도록 노력해 보세요.

학습자의 연령을 고려하여 해답은 대부분 쉽게 답을 찾을 수 있도록 집필했기 때문에 학습자가 문제의 꼬리를 물고, 생각의 근육을 탄탄하게 키우는 여정이, 바로! 치매를 예방하는 길이기 때문입니다.

넷째 / 수학문제의 경우는 계산기를 사용하지 않아요.

자칫 빠르게 완성도를 높이기 위해 계산기를 사용할 수도 있는데, 정답이 아니어도 좋으니, 생각과 유추하는 힘을 키울 수 있다는 점을 꼭 기억하시기 바랍니다.

다섯째 / 가족이나 누군가가 옆에서 도우미가 된다면 더 좋아요.

혼자 하면 스스로 문제를 풀고자 하는 흥미가 떨어질 수 있는데, 누군가 평가해 주고, 관심을 가져준다면 학습에 대한 흥미는 반드시 높아질 거예요.

여섯째 / 요양원이나 데이케어센터에서 인지활동 자료로 활용하시면 아주 좋습니다.

기관 등에서 팀별로 나누어 진행해도 좋고, 어떤 작은 상품을 걸고, 게임형식으로 진행한다면 더 즐겁고 맛있게 공부하는 요양원, 데이케어센터가 되지 않을까요?

이상으로 흥미롭고 맛있는 과일은 「뇌훈련교과서(종합편)」에서 직접 따 먹어 보세요!^^

2023. 5.

노인복지학박사 조혜숙

목차

1장　워밍업

Day 1	년	월	일	요일	10
Day 2	년	월	일	요일	18
Day 3	년	월	일	요일	25
Day 4	년	월	일	요일	31
Day 5	년	월	일	요일	37

2장　유연하게

Day 6	년	월	일	요일	44
Day 7	년	월	일	요일	50
Day 8	년	월	일	요일	56
Day 9	년	월	일	요일	62
Day 10	년	월	일	요일	68

3장   빠져들고

Day 11	년 월 일 요일			76
Day 12	년 월 일 요일			82
Day 13	년 월 일 요일			88
Day 14	년 월 일 요일			94
Day 15	년 월 일 요일			100

4장   심화훈련(뇌훈련 습관화)

Day 16	년 월 일 요일			108
Day 17	년 월 일 요일			114
Day 18	년 월 일 요일			120
Day 19	년 월 일 요일			126
Day 20	년 월 일 요일			132

5장   해답

해답	140

6장   부록

자가체크리스트	160
교통안전표지 일람표	166

1장 워밍업

Day 1 ~ Day 5

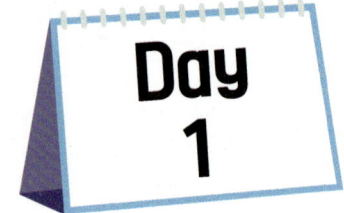

| 년 | 월 | 일 | 요일 |

◎ 아래 공간에 점을 찍어 볼까요?

빽빽하게 찍어도 좋아요. 충분히 찍었으면 다음 페이지로 출발!

◎ 아래 점과 점을 연결해 볼까요?

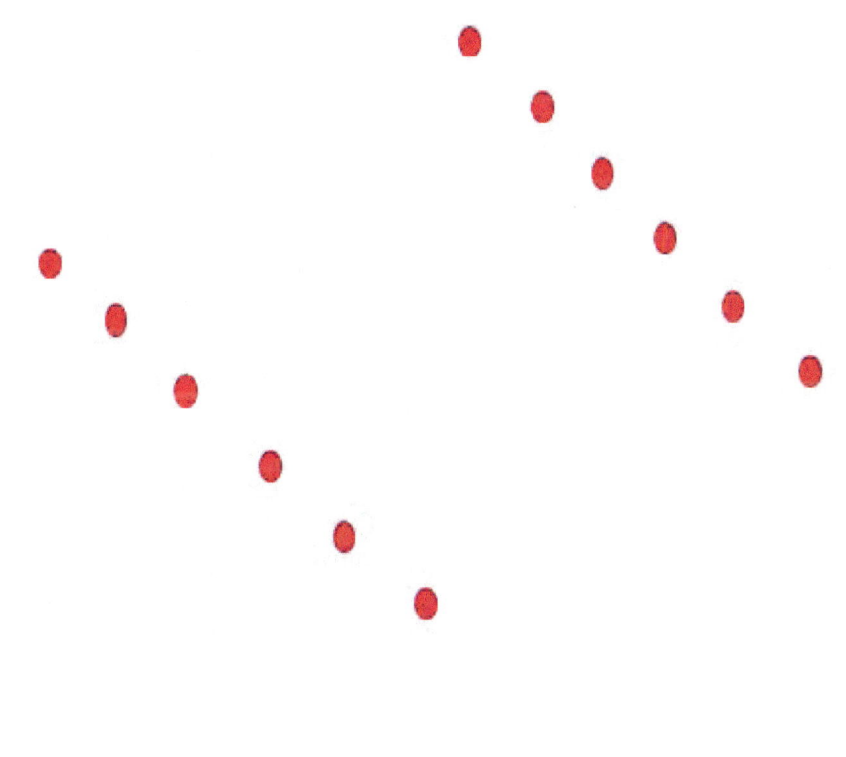

◎ 아래 점과 점을 연결해 볼까요?

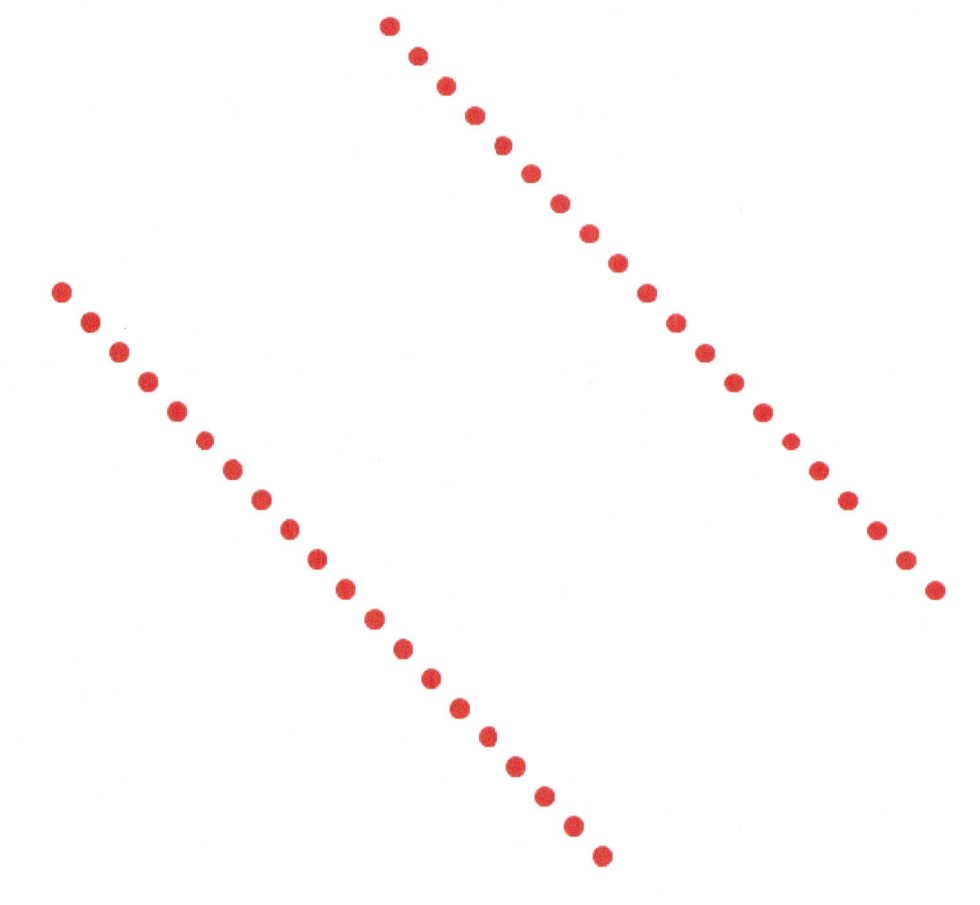

초집중이 필요한 순간이에요. 손이 떨리기도 하지만, 도전해 보세요!

◎ 아래 점과 점을 연결해 볼까요?

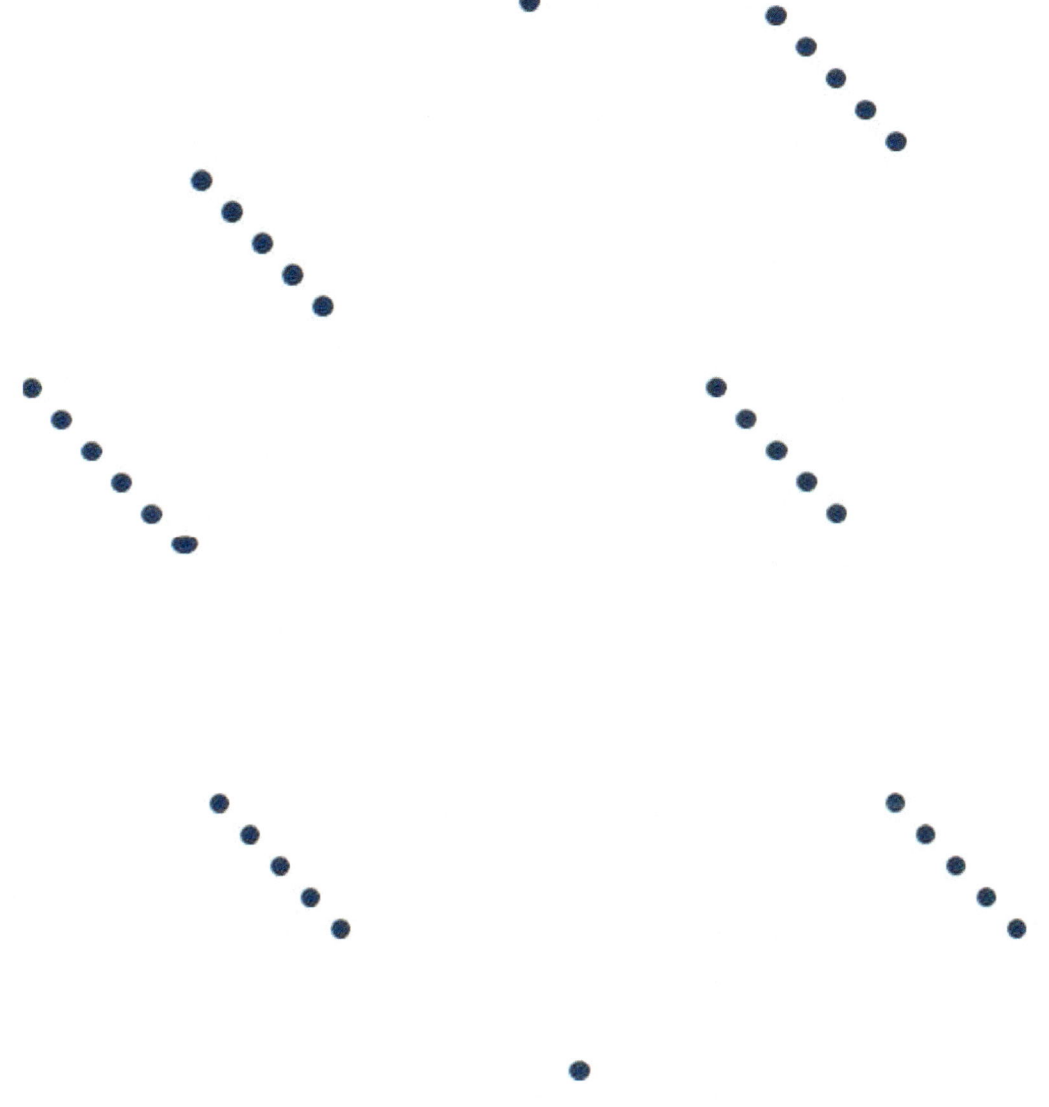

자유롭게 선을 연결해 보세요. 어떤 모양이 만들어졌을까요?

◎ 아래 점과 점을 연결해 볼까요?

점과 점을 연결하니, 어떤 모양이 만들어졌을까요?
세모, 네모, 동그라미, 오각형...등

◎ 아래 가까운 점과 점을 연결하면 어떤 모양이 될까요? 색도 넣어서 완성해 보아요.

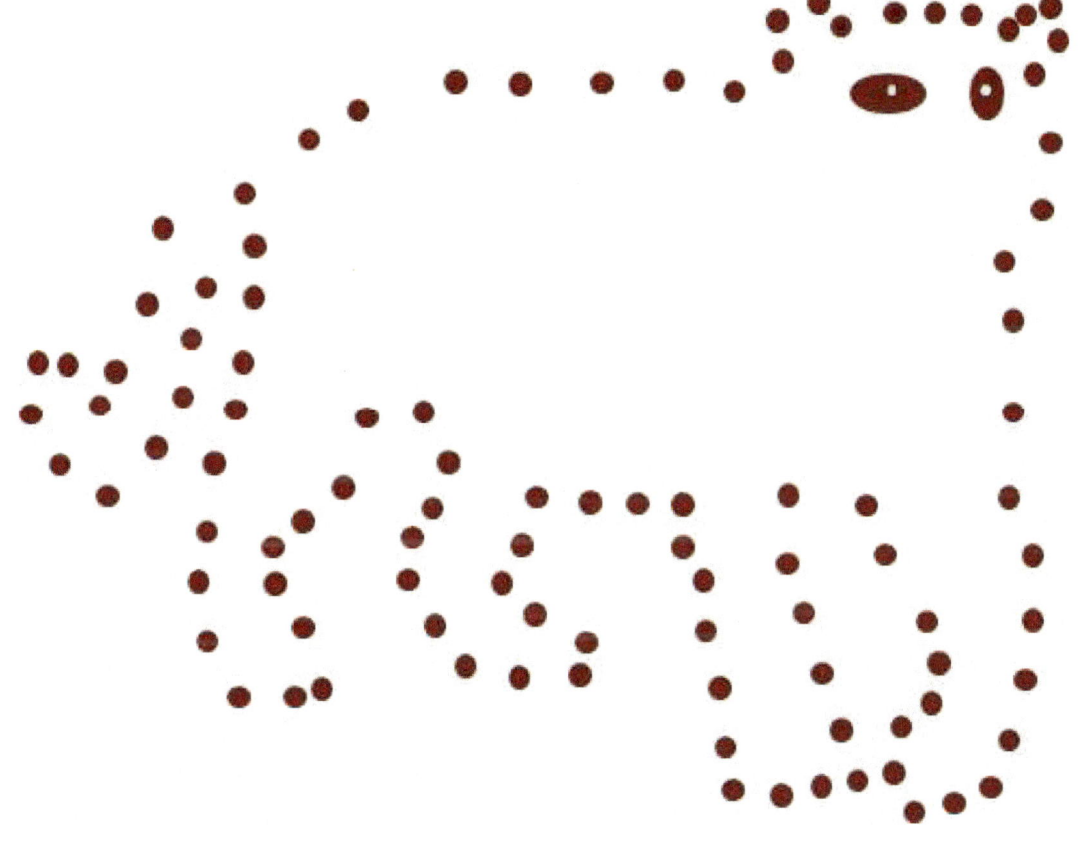

가까운 점들을 연결하니, 야옹, 어흥?

◎ 아래 작은 점과 점을 연결하여 자유롭게 그려보세요.

작은 점과 점이 만나니, 선이 되고, 선은 면을 만들어 다양한 형태를 만들어요. 어떤 그림이 그려졌을까요?

◎ 오늘의 인지학습을 자유롭게 평가해 보시고, 소요시간에 따른 스마일에 색칠도 해보세요.

※ 오늘 인지학습 평가(자유롭게)

20분 이내　　20분 이상　　40분 이상

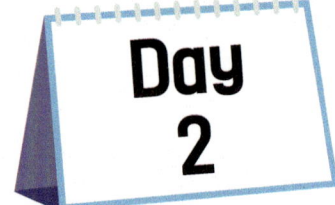

년 월 일 요일

◎ 잠자는 뇌를 깨우는 인지학습 시작할까요?

잠자는 뇌를 깨우자!

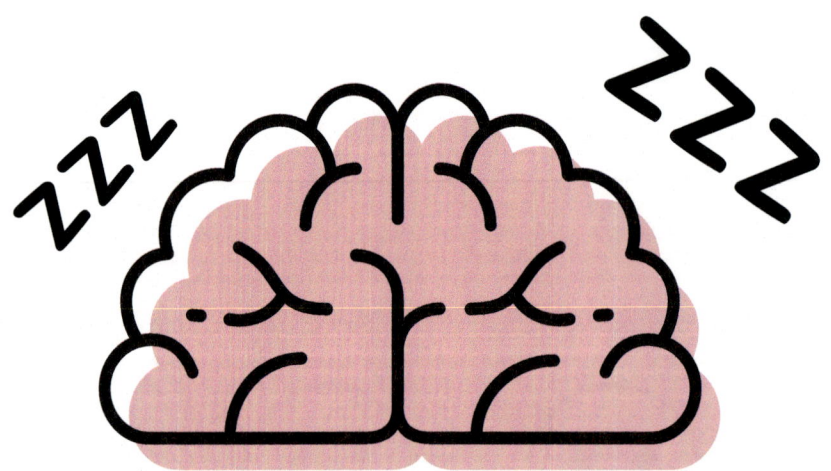

◎ 다음 일상 언어를 바르게 맞추어 보세요.

①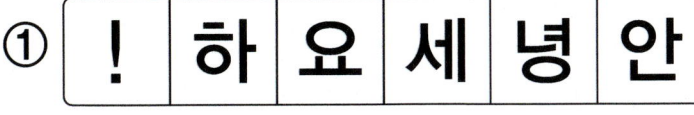

안녕하세요!

②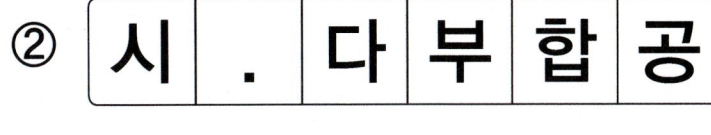

③ 심다히합열시

④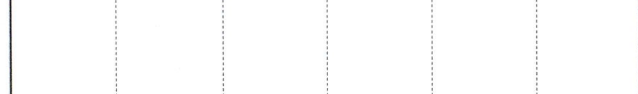

◎ 다음 아래 칸에서 1-4까지의 단어를 가로나 세로에서 찾아 색칠해 보세요.

	루		망		시	막	몰		
	알	걸		트		물		기	뻥
죽	술		천	우	촉	엉	팡	립	송
	풀	농	부	일	기		철	박	컬
멍		머	당	삭	대	슴	굴	수	
눙	농		만	헝		한		수	
	옹	무	부	팡	총	음	민	록	펑
앙	뱅	홀	당		오	밈		국	옴
올			미	슴	파	남	서	이	롬
	옹	갈	솜	앙		날		으	

1	천부당만부당	3	기립박수
2	대한민국	4	농부일기

가로, 세로, 사선으로 찾아보세요~

◎ 아래 칸의 규칙을 확인 후 더하기와 빼기를 해보아요.

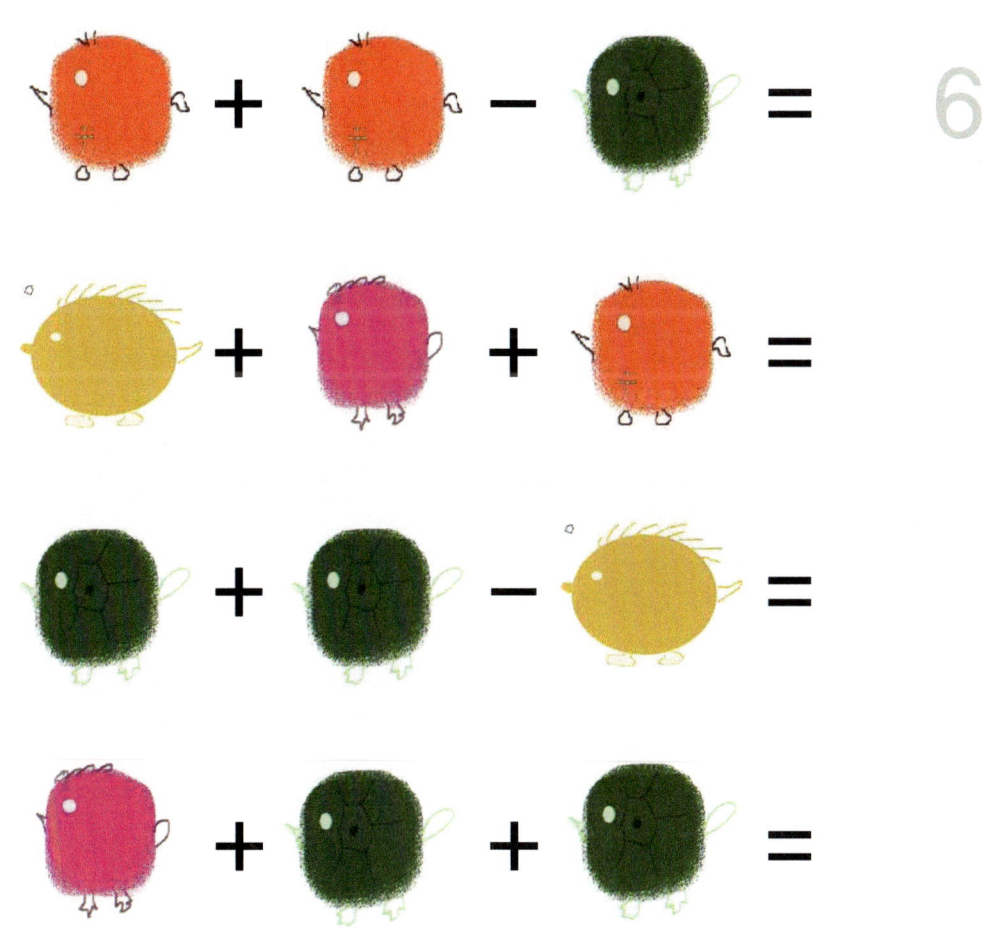

◎ 다음은 동물 이름의 초성입니다.
어떤 동물의 이름일까요?

①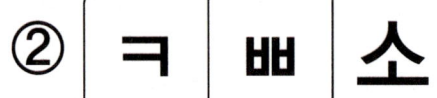

얼룩말

④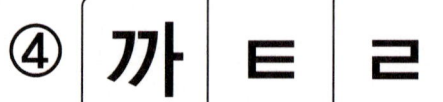

②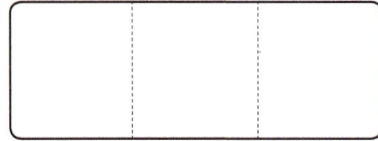

⑤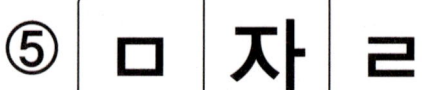

③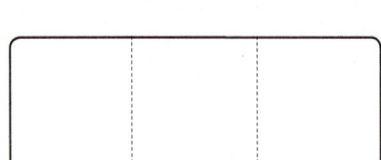

⑥

◎ 다음은 아래 칸의 규칙을 확인 후, 연산을 해보아요.

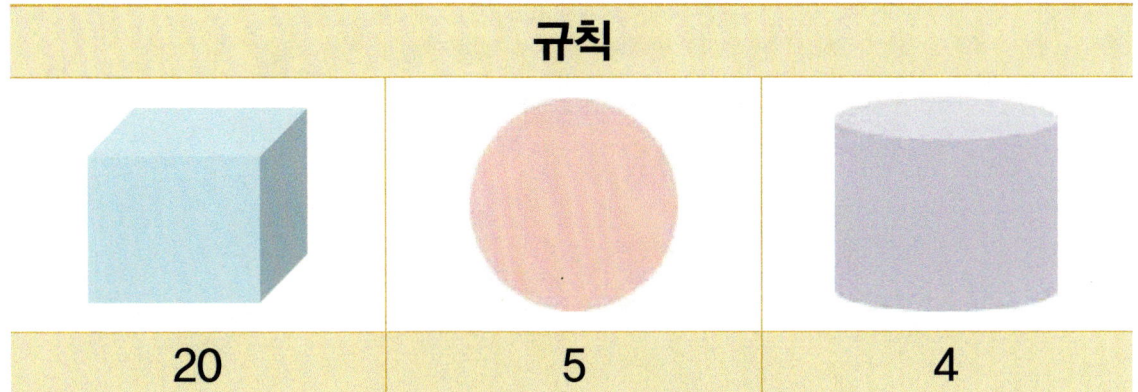

규칙		
🟦	🔴	🟪
20	5	4

🟦 + 🟦 − 🟦 = 20

🟦 + 🔴 + 🟪 =

🔴 + 🟪 − 🟪 =

🟪 + 🔴 + 🟦 =

◎ 오늘의 인지학습을 자유롭게 평가해 보시고, 소요시간에 따른 스마일에 색칠도 해보세요.

※ 오늘 인지학습 평가(자유롭게)

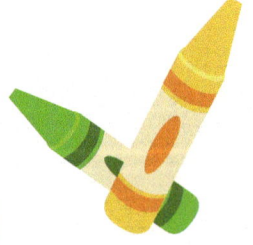

20분 이내

20분 이상
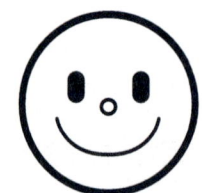
40분 이상

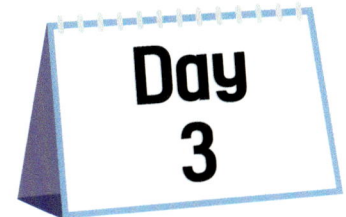 

◎ 아래 그림을 보고 생활용품의 이름을 써보세요.

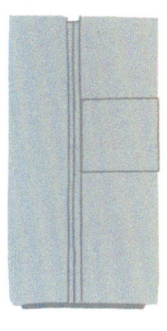 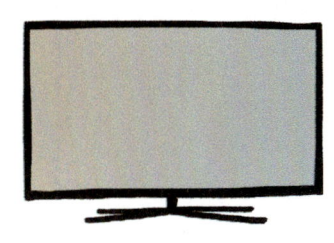 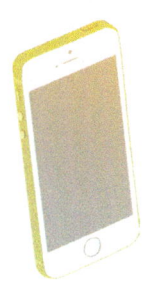

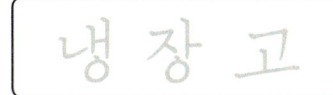 냉장고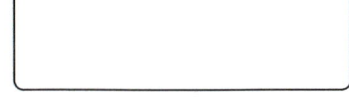

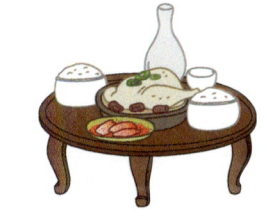 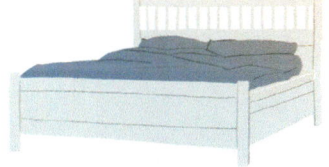 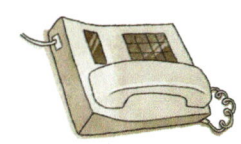

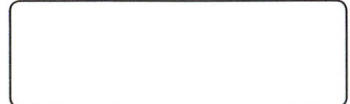 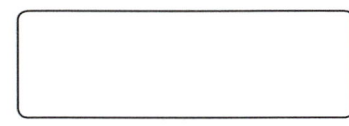 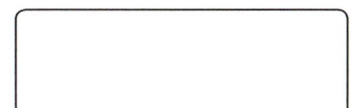

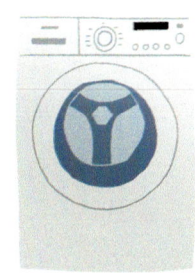 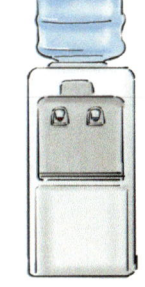 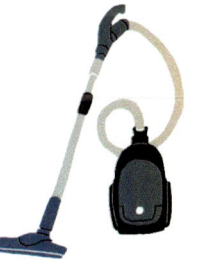

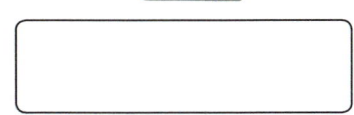

◎ 아래 산길이 구불구불하게 연결되어 있어요. 어르신이 수영장을 가려고 하는데, 몇개의 터널을 지나야 할까요? 그리고, 색연필을 이용하여 수영장 가는 길을 따라 가보세요.

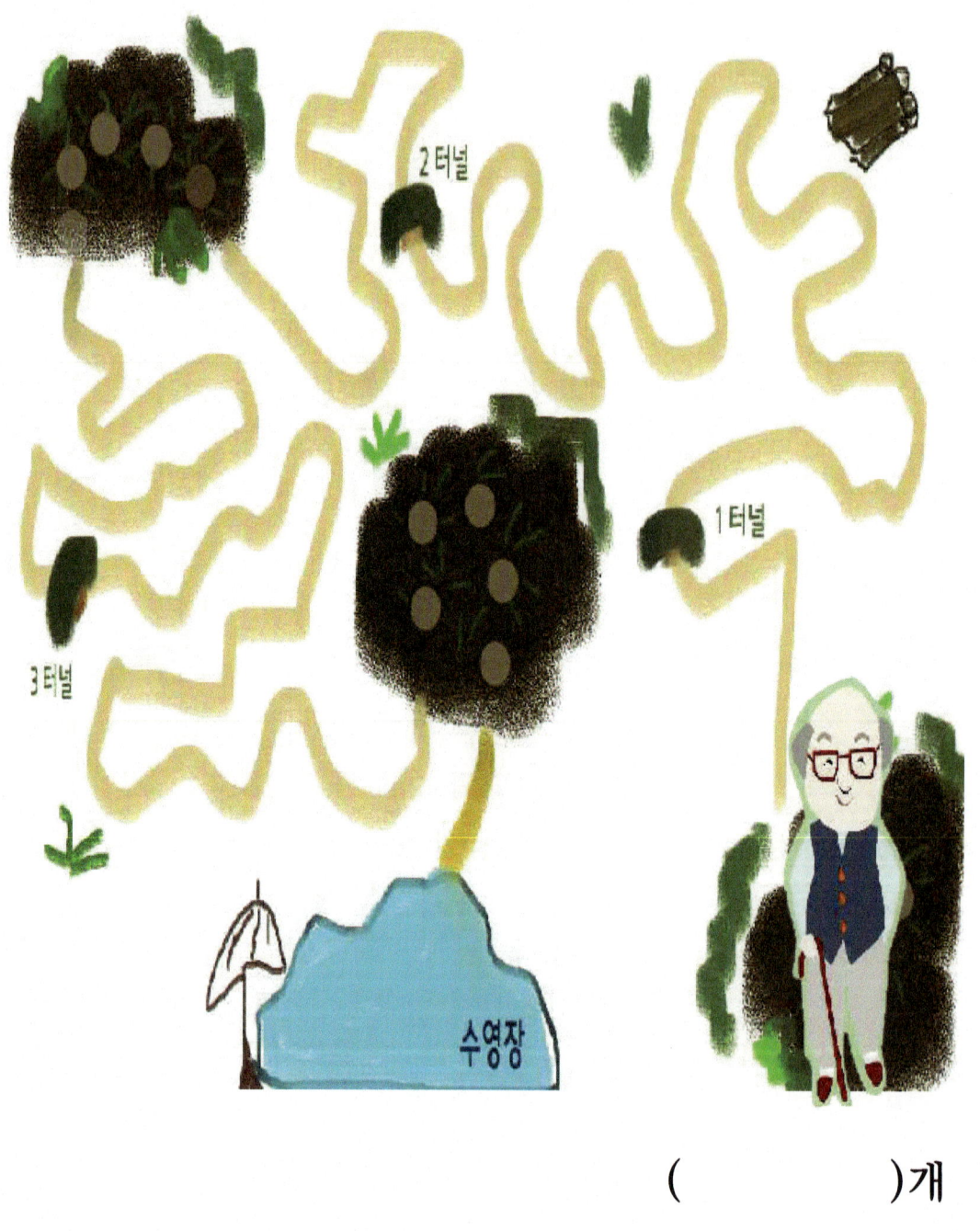

(   )개

◎ 다음은 네(4) 고개 단어 맞추기 놀이입니다.
　아래 제시한 문장을 보고 알아 맞추어 보세요.

| 첫 번째 고개 | 바닷 속에서 산다. | (정답　　　　) |

| 두 번째 고개 | 머리가 동그랗다. | (정답　　　　) |

| 세 번째 고개 | 피부가 부드럽다. | (정답　　　　) |

| 네 번째 고개 | 다리가 8개이다. | (정답　　　　) |

몇 번째 고개에서 정답을 맞추었을까요?

◎ 아래 보기에 수박이 있습니다. 보기와 다른 수박이 6개 있어요. 찾아볼까요?

보기

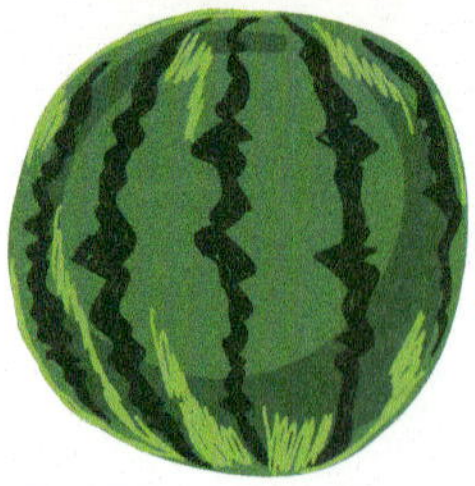

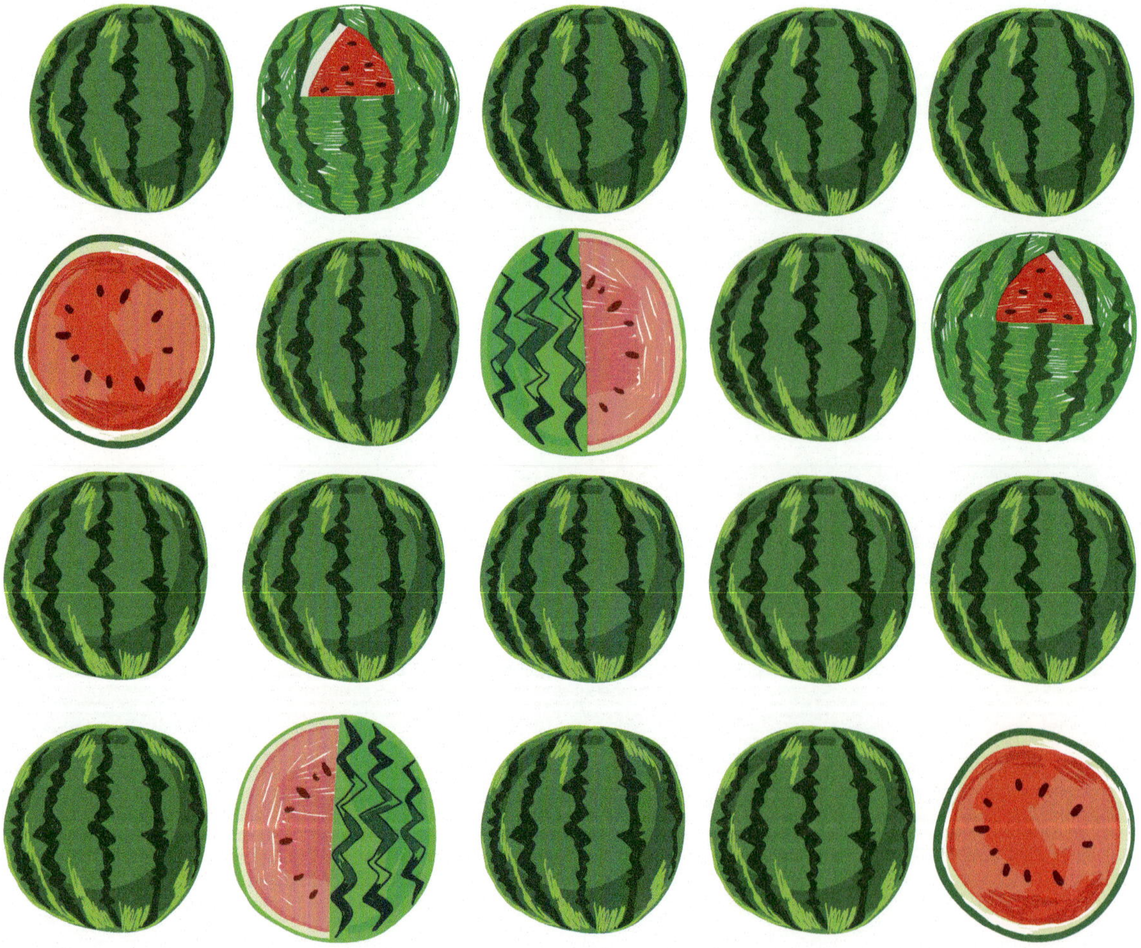

◎ 다음은 속담을 맞추어 보려고 합니다.
  초성을 보시고, 어떤 속담인지 써보아요.

낫 ㄴ고 ㄱ역자ㄷ ㅁㄹ다.
➡

시ㅈ이 ㅂㅇ다.
➡

ㅎ롯ㄱㅇㅈ 범 ㅁㅅㅇ 줄 ㅁㄹ다.
➡

ㅌㄲ모아 ㅌㅅㅇ다.
➡

가ㄹ비ㅇ ㅇ젖는 ㅈ ㅁㄹ다.
➡

◎ 오늘의 인지학습을 자유롭게 평가해 보시고, 소요시간에 따른 스마일에 색칠도 해보세요.

※ 오늘 인지학습 평가(자유롭게)

  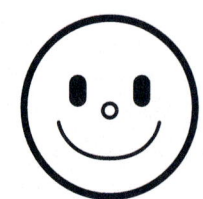 

　　　　　　　　20분 이내　　　20분 이상　　　40분 이상

Day 4

◎ 다음은 4음절 식물 관련 단어들이 숨어 있어요. 바르게 정렬해 볼까요?

① | 주 | 까 | 아 | 리 |

| 아 | 주 | 까 | 리 |

④ | 도 | 나 | 무 | 포 |

② | 하 | 수 | 백 | 오 |

⑤ | 과 | 무 | 사 | 나 |

③ | 미 | 리 | 돌 | 나 |

⑥ | 굴 | 장 | 덩 | 미 |

◎ 다음은 1에서 100까지 수를 순서에 맞도록 빈칸에 알맞은 수를 채워보세요.

1		3				7		9	
11		13	14			17	18		20
	22		24			27		29	
31				35	36		38		40
			44			47	48		
		53	54			57	58		
61		63		65	66		68		70
	72		74			77		79	
81			84				88		90
	92		94			97			100

◎ 여기에 잘 익은 포도 50송이가 있어요. 손주 5명에게 나누어 주려고 합니다. 포도 몇 송이를 줄 수 있을까요?

(   )송이

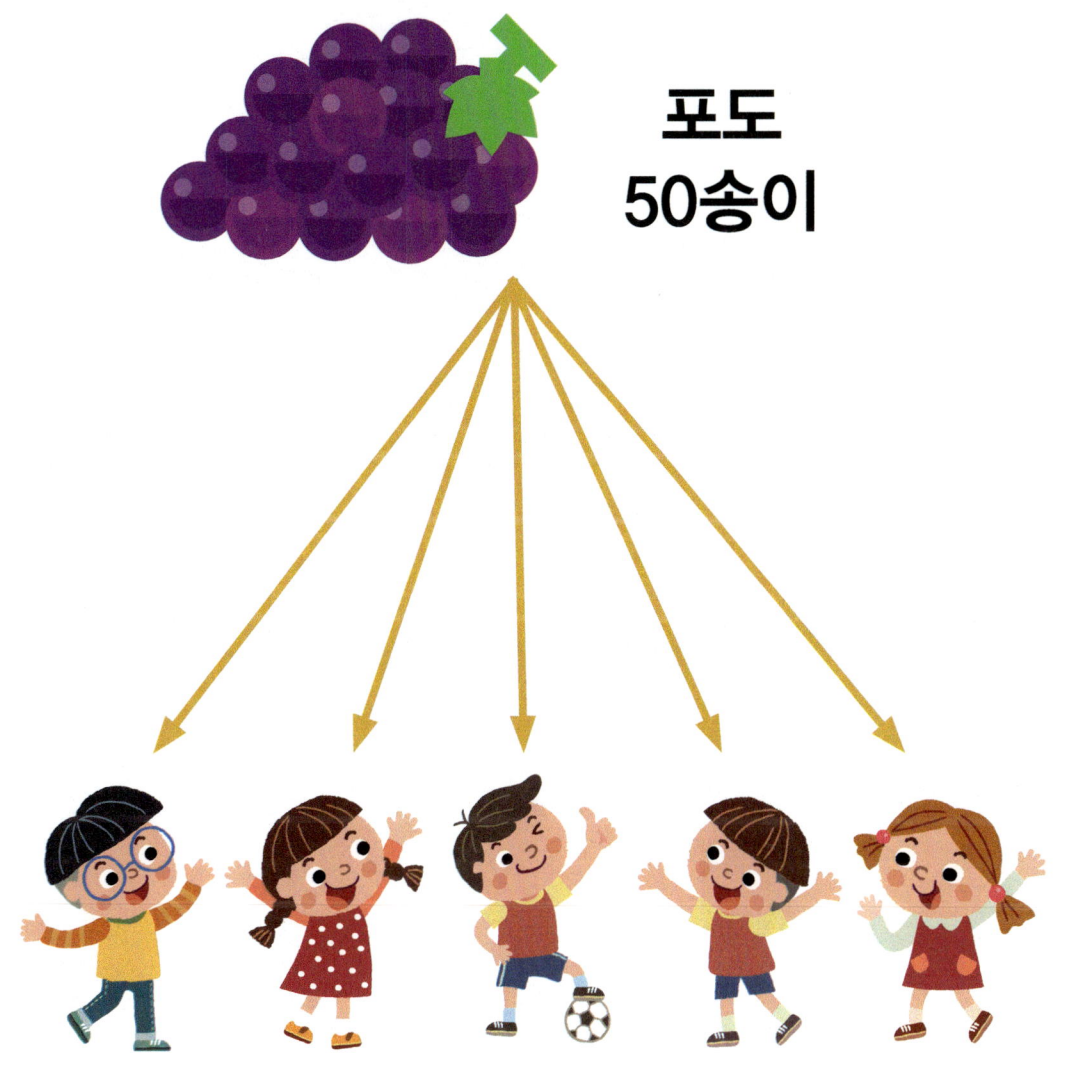

◎ 다음은 일상 환경에서 볼 수 있는 용어입니다.
문장을 읽고, 빈칸에 알맞은 단어를 쓰세요.

사람이 오르내리기 위하여
건물이나 비탈에 만든 층층대 ➡ (계단)

공기나 햇빛을 받을 수 있고,
밖을 내다볼 수 있도록
벽이나 지붕에 낸 문 ➡ ( )

걸을 때 도움을 얻기 위하여
짚는 막대기 ➡ ( )

◎ 다음은 명화 속에서 숨은 그림을 찾아보려고 합니다. 작은 물고기 몇 마리가 숨어 있을까요?

( )마리

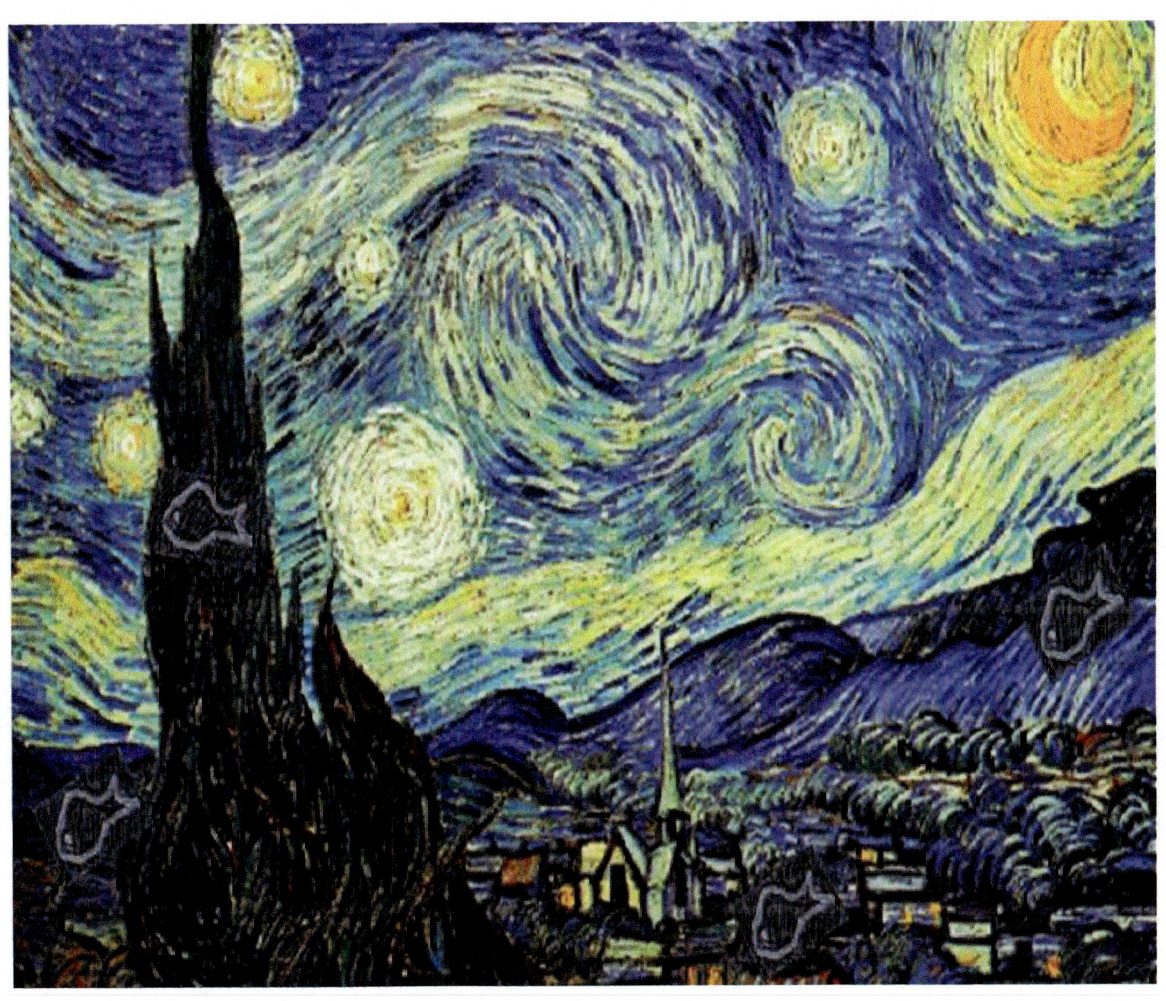

빈센트 반 고흐/별이 빛나는 밤에

◎ 오늘의 인지학습을 자유롭게 평가해 보시고, 소요시간에 따른 스마일에 색칠도 해보세요.

※ 오늘 인지학습 평가(자유롭게)

　　　　　　　　20분 이내　　　20분 이상　　　40분 이상

Day 5

년 월 일 요일

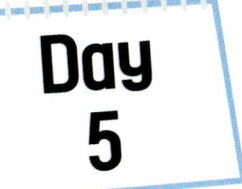

◎ 다음은 음표와 그 이름이 있어요.
서로 알맞은 것끼리 선을 연결해 보세요.

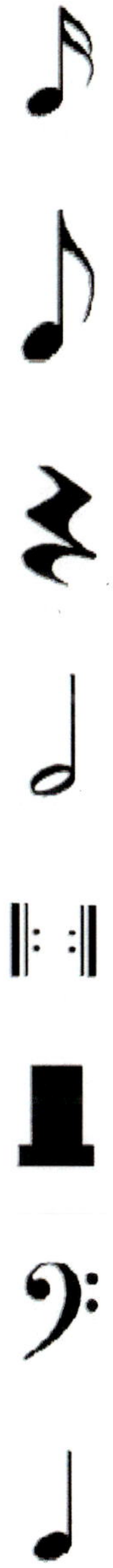

- 16분음표
- 2분음표
- 2분쉼표
- 낮은음자리표
- 8분음표
- 4분쉼표
- 도돌이표
- 4분음표

◎ 다음 그림을 보고 속담을 연상하여 빈칸에 문장으로 써보세요.

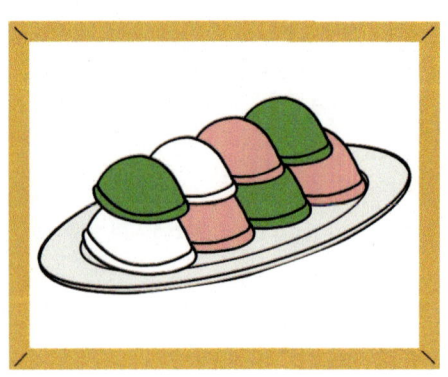

1. 그림의 떡

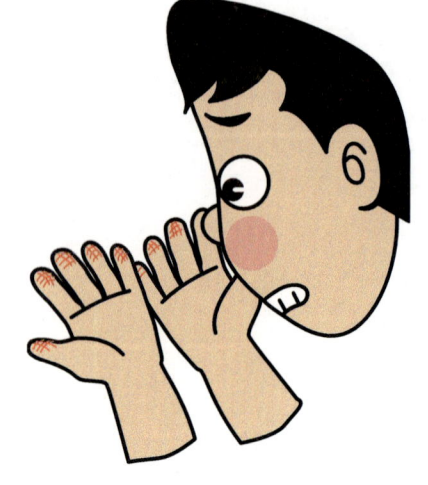

2.

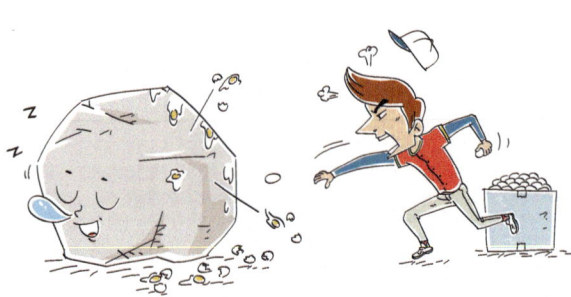

3.

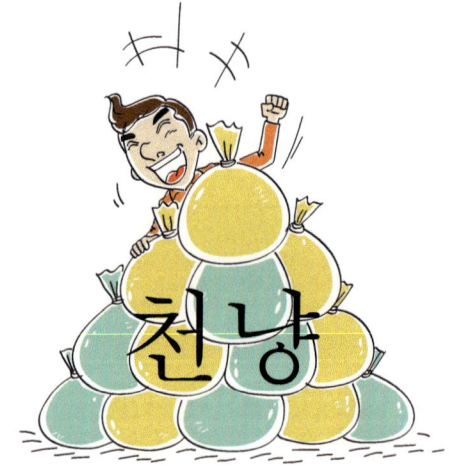

4.

◎ 아래 도형표에서 빈칸에 들어갈 모양과 색깔을 찾아 색연필로 그려보세요.

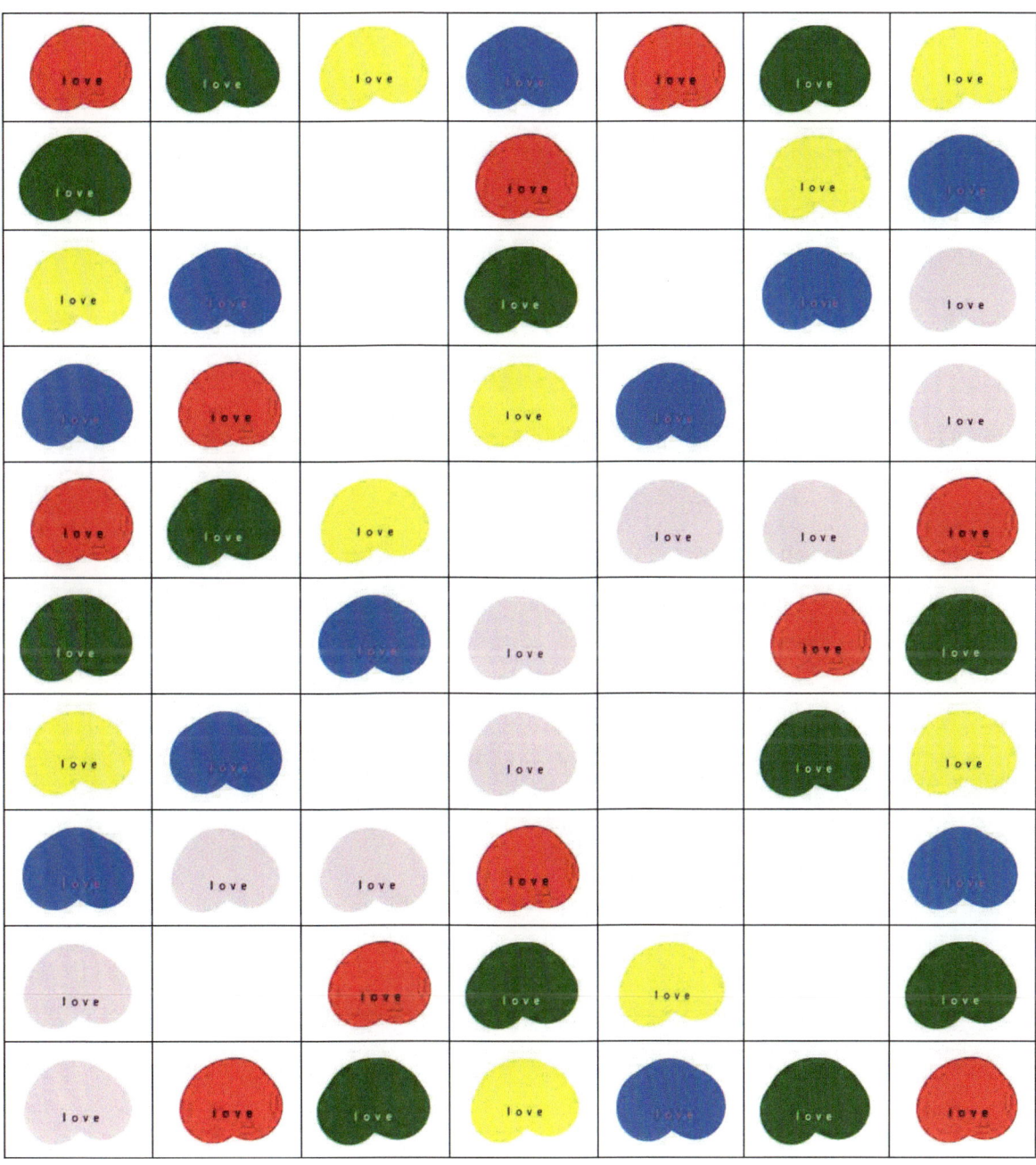

◎ 다음 사진은 수국이 소담스럽게 피어 있습니다.
   수국이 아닌 빨간 장미꽃이 보이는데, 몇 개일까요?

(   )개

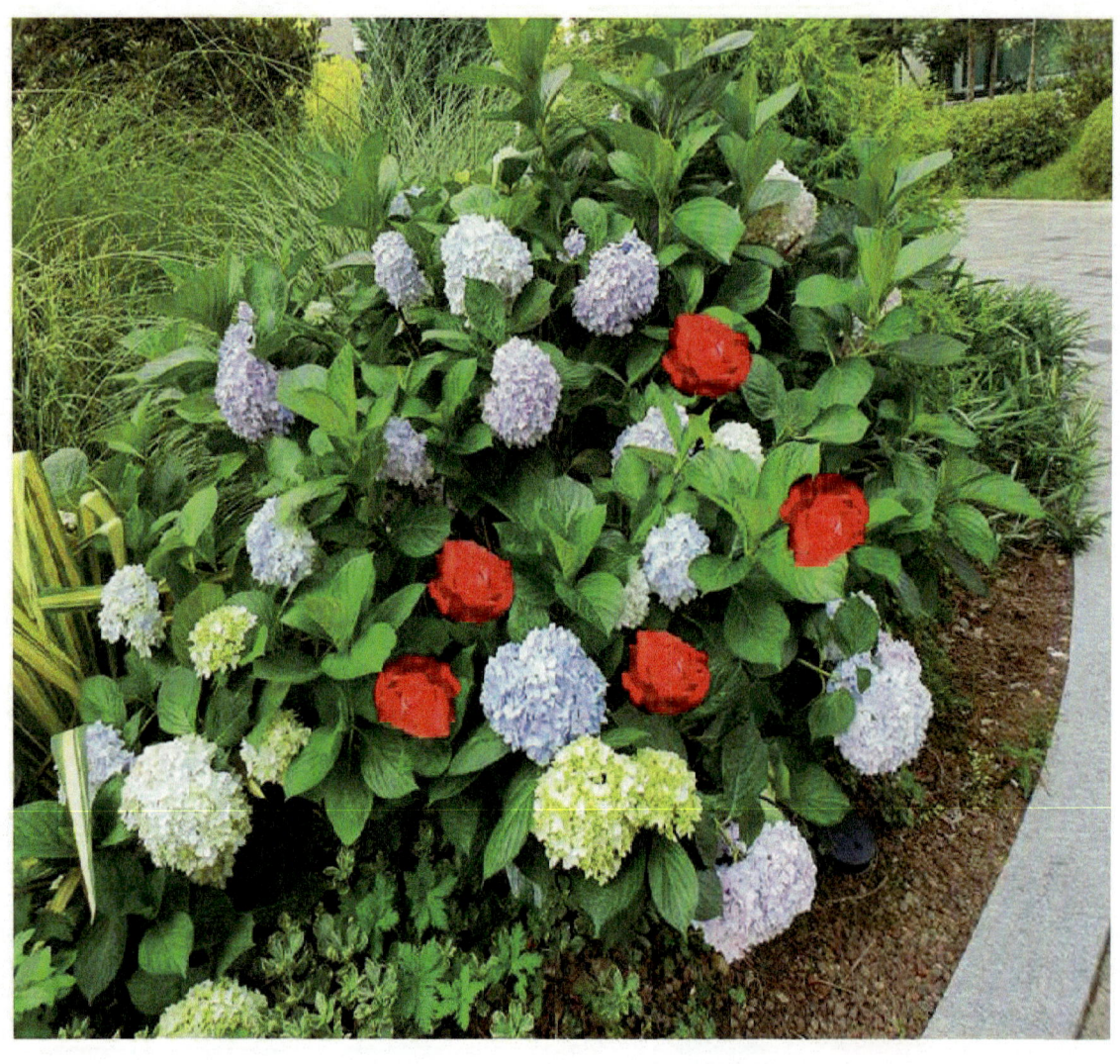

◎ 오늘의 인지학습을 자유롭게 평가해 보시고, 소요시간에 따른 스마일에 색칠도 해보세요.

※ 오늘 인지학습 평가(자유롭게)

         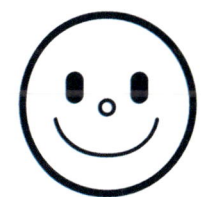

　　　　　　　　20분 이내　　　20분 이상　　　40분 이상

2장 유연하게

Day 6 ~ Day 10

년 월 일 요일

◎ 아래 보기에 자동차 그림과 다른 자동차 그림을 찾아 동그라미(O)를 하세요.

보기

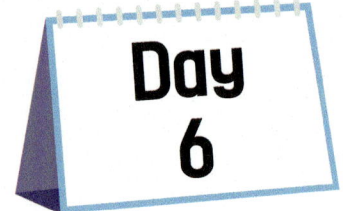

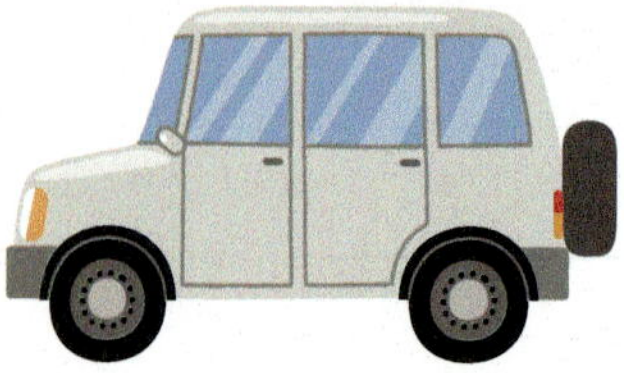

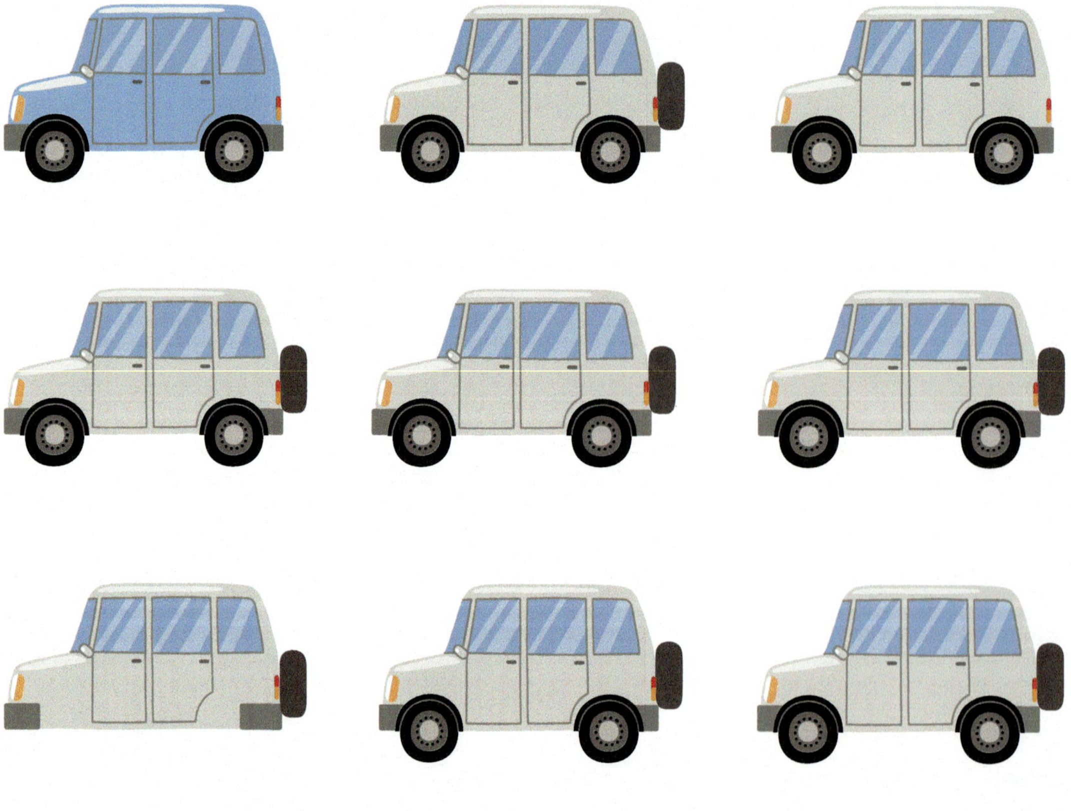

◎ 아래 도형의 수를 세어보고, 알맞은 수를 쓰세요.

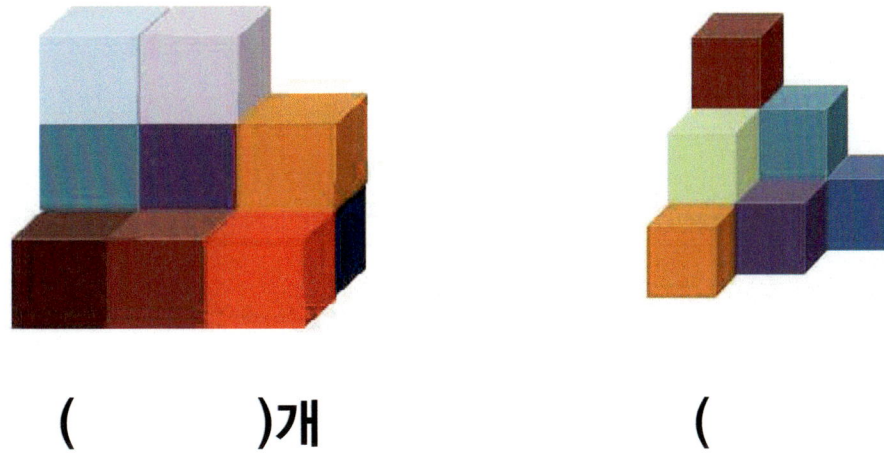

(   )개   (   )개

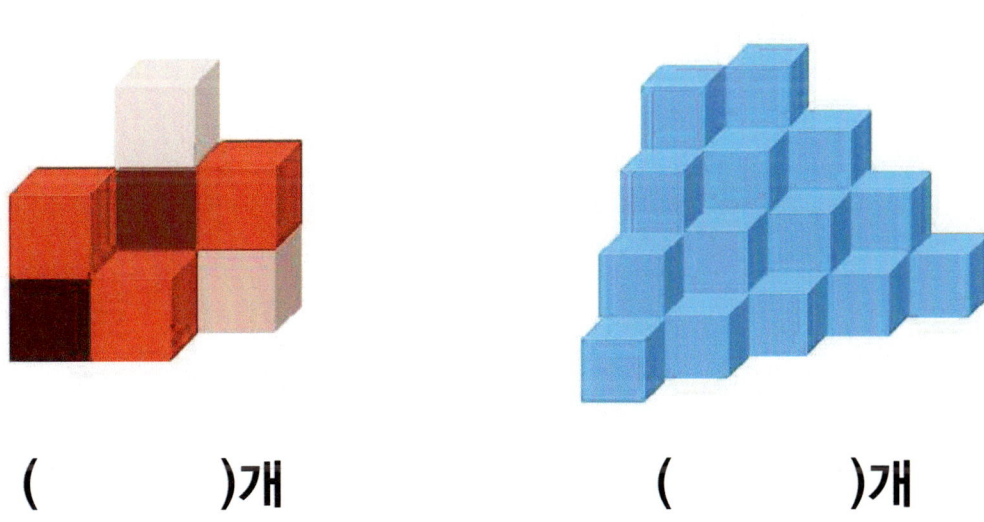

(   )개   (   )개

◎ 다음은 건강을 위한 운동 관련 단어입니다.
  바르게 정렬하여 빈칸에 써보세요.

① | 몸 | 키 | 으 | 일 | 기 | 윗 |

| 윗 | 몸 | 일 | 으 | 키 | 기 |

④ | 리 | 굽 | 혀 | 기 | 펴 | 다 |

| | | | | | |

② | 하 | 허 | 리 | 전 | 기 | 회 |

| | | | | | |

⑤ | 들 | 기 | 흔 | 리 | 팔 | 다 |

| | | | | | |

③ | 컨 | 리 | 트 | 스 | 로 | 크 |

| | | | | | |

⑥ | 댄 | 어 | 빅 | 로 | 에 | 스 |

| | | | | | |

◎ 아래 수식을 보고, 등호, 부등호(=, <, >)를 넣어 수식을 완성해 보아요.

14	+	12	=	24	+	2
75	−	27		98	−	15
9	×	9		80	+	1
37	−	17		34	−	12
21	+	4		20	+	21
80	−	9		32	+	29

◎ 아래 빈칸에 꽃이름을 써보세요.

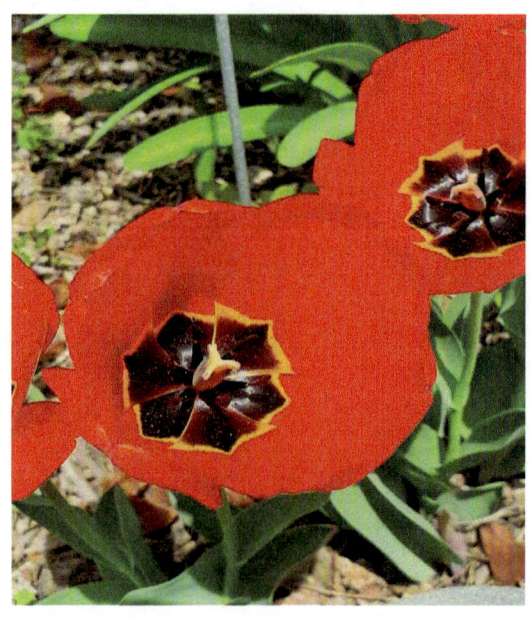

1.

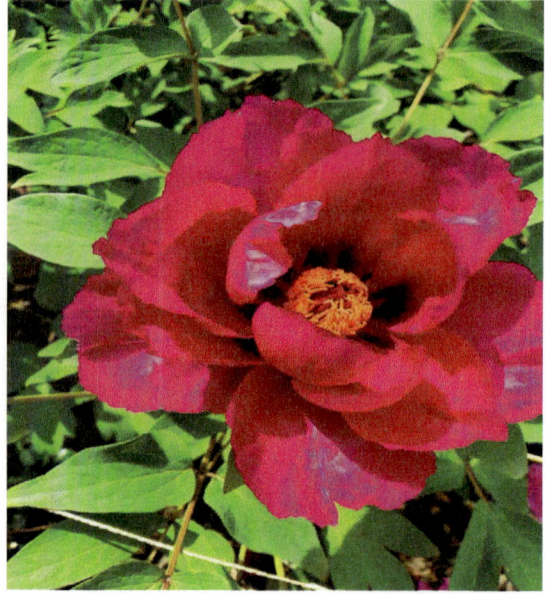

2.

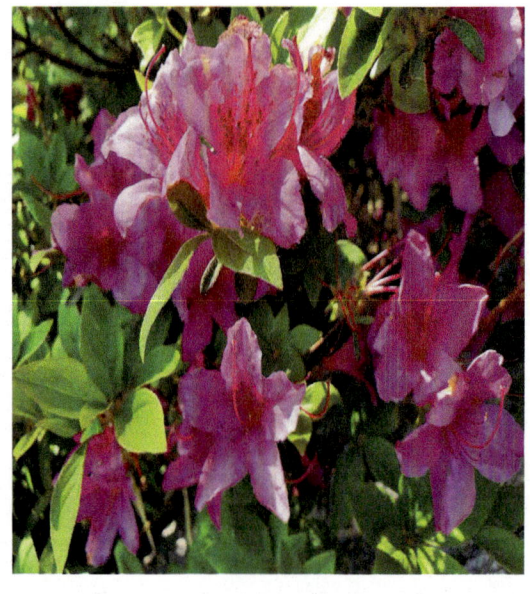

3.

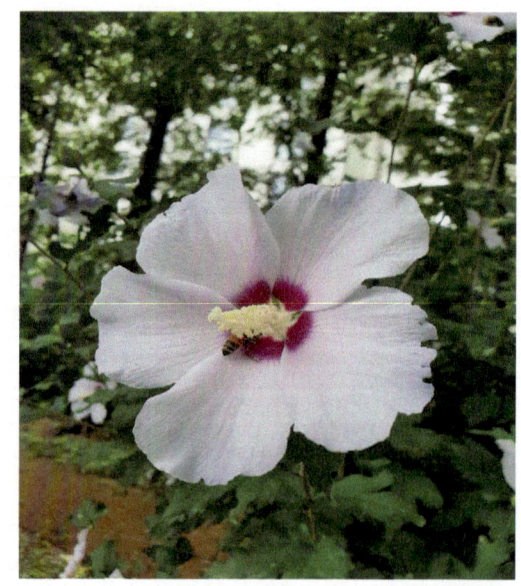

4.

◎ 오늘의 인지학습을 자유롭게 평가해 보시고, 소요시간에 따른 스마일에 색칠도 해보세요.

※ 오늘 인지학습 평가(자유롭게)

20분 이내　　20분 이상　　40분 이상

Day 7

년 월 일 요일

◎ 다음은 바다 동물 이름의 초성입니다. 어떤 동물 이름일까요?

① ㄱ ㅇ ㄹ
   가 오 리

② ㅂ ㅈ ㅇ

③ ㅊ ㅈ ㄱ

④ ㅈ ㅇ ㄹ

⑤ ㅁ ㄷ ㅇ

⑥ ㅇ ㅈ ㅇ

◎ 다음 도형 안에 크고 작은 삼각형이 몇 개일까요?
  보이는 만큼 쓰세요.

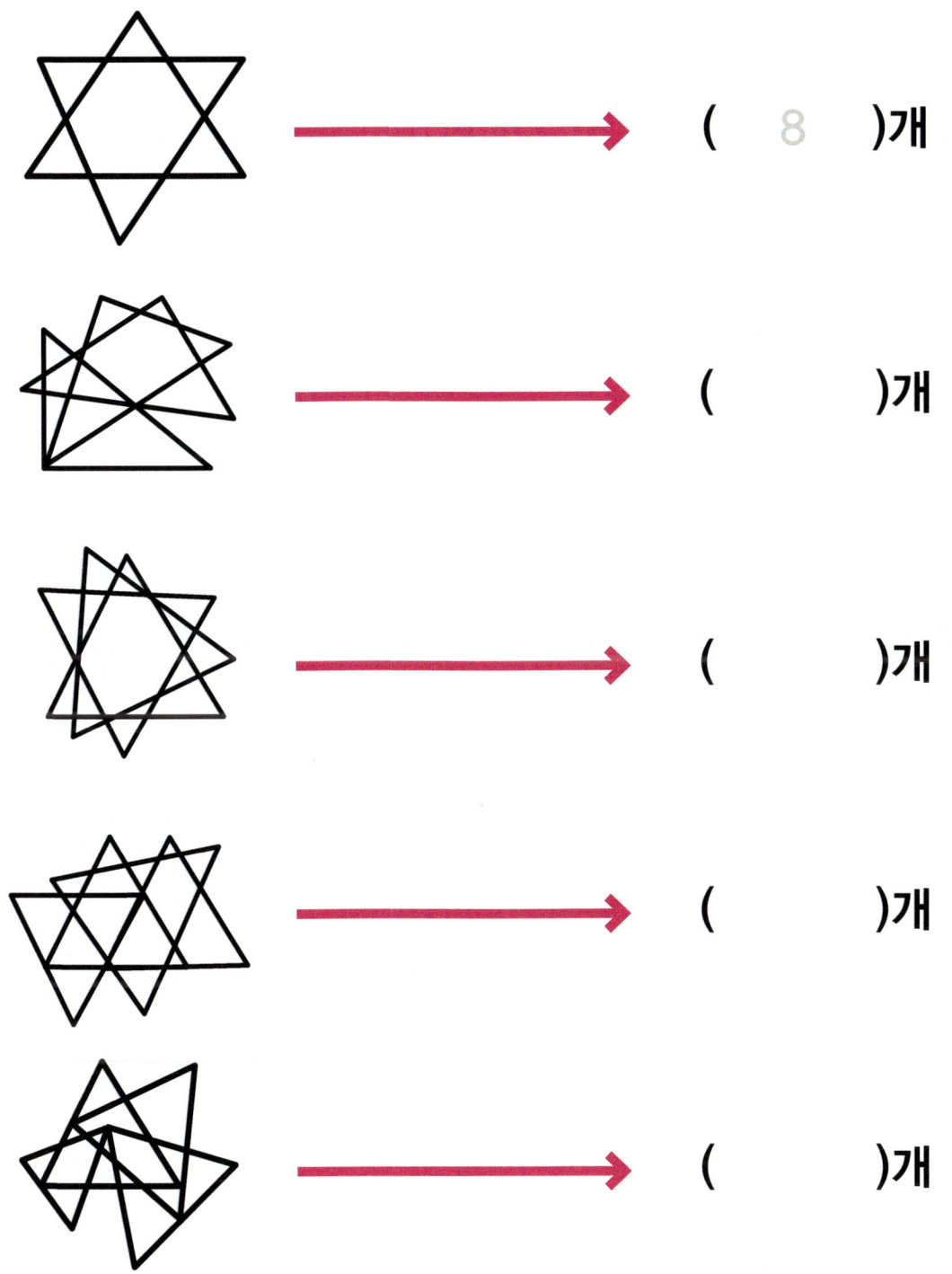

◎ 다음은 자동차가 미로를 통과하려고 합니다.
   다소 멀기도 하고, 빠른 길도 있어요.
   자동차가 안전하게 갈 수 있는 길을 찾아볼까요?

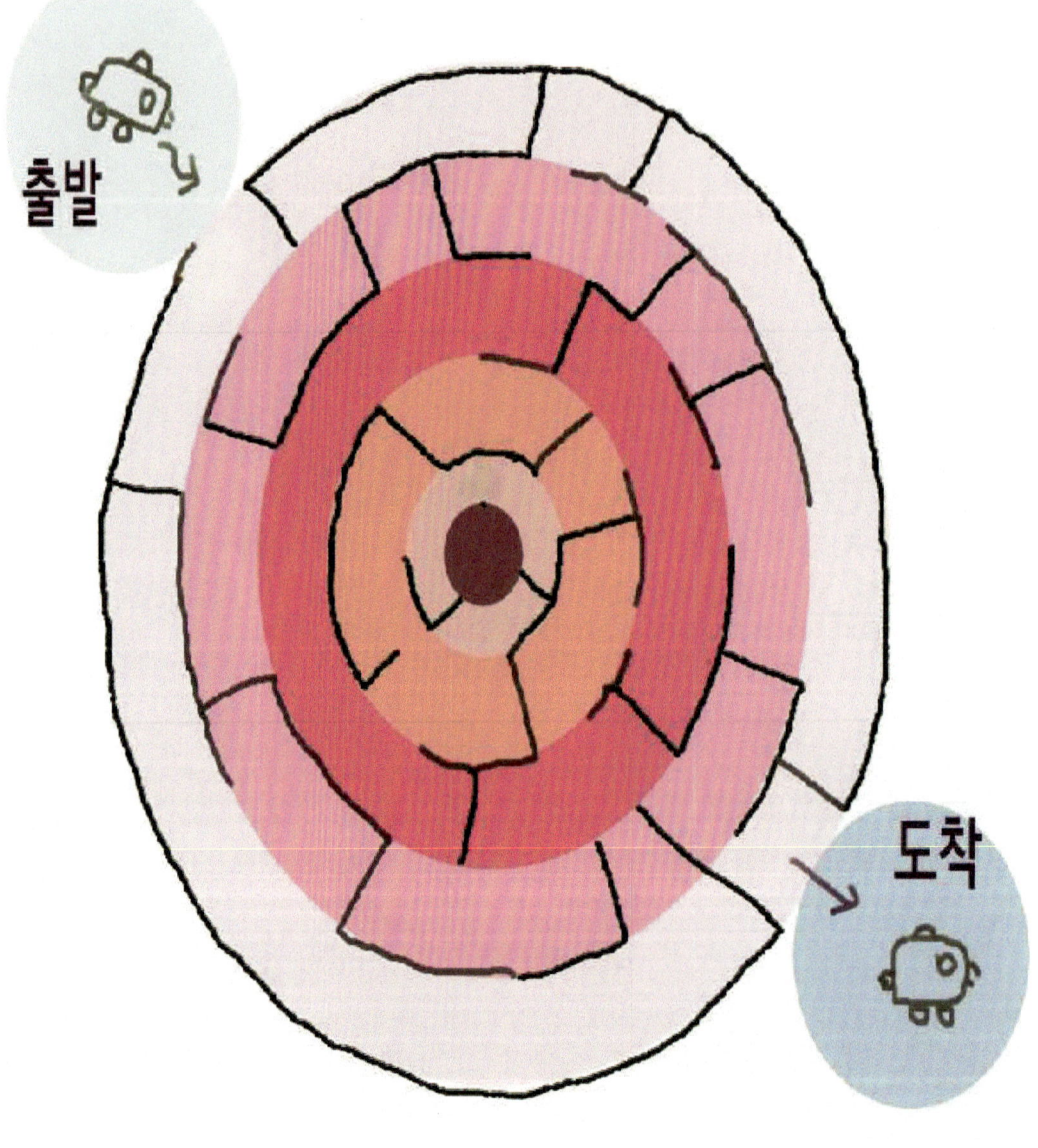

◎ 다음은 아래 단어를 바르게 정렬한 후 끝말잇기를 하세요.

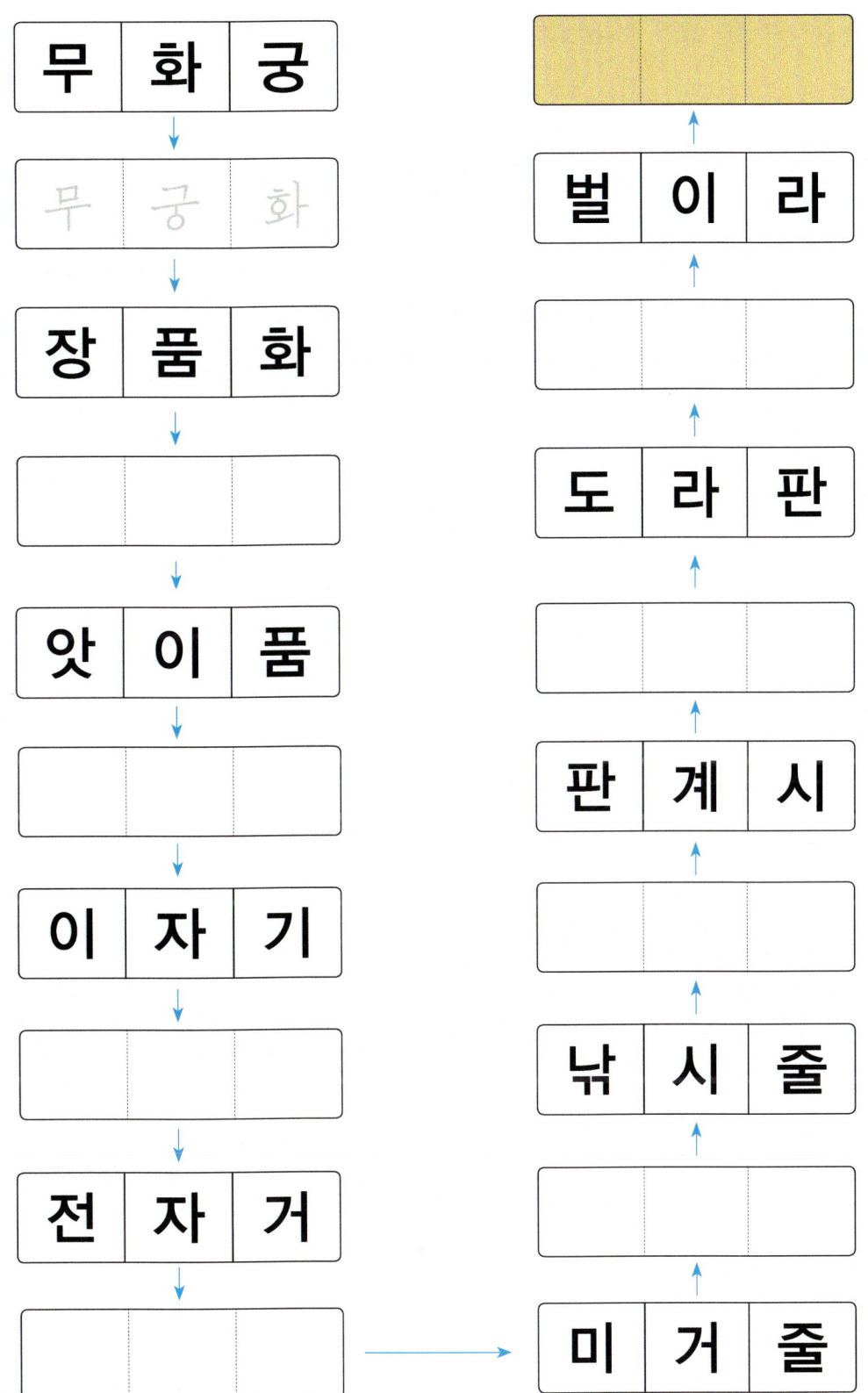

◎ 위 그림과 아래 그림이 다릅니다.
　다른 부분을 아래 그림에 표시(O)해 보세요.

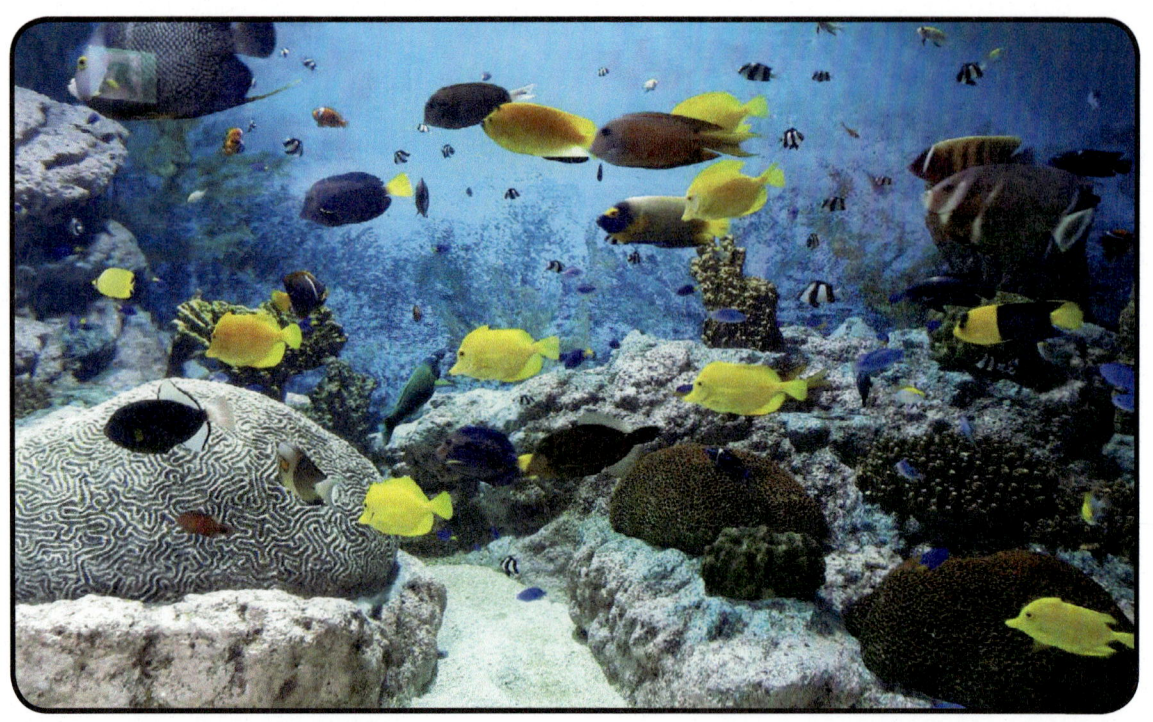

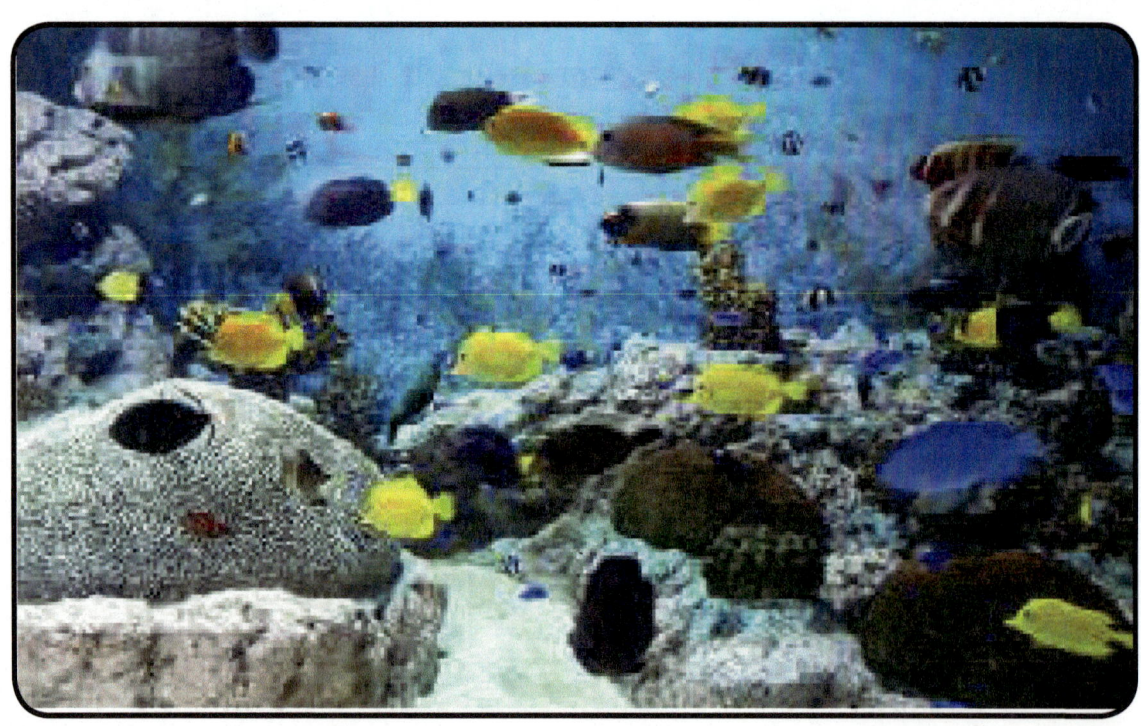

◎ 오늘의 인지학습을 자유롭게 평가해 보시고, 소요시간에 따른 스마일에 색칠도 해보세요.

※ 오늘 인지학습 평가(자유롭게)

20분 이내

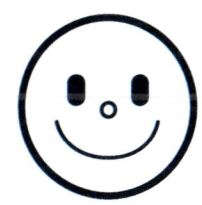
20분 이상

40분 이상

Day 8

년   월   일   요일

◎ 다음은 달달한 과일을 알아 맞추어 보는 시간입니다. 초성을 보고 정확한 과일 단어를 써보세요.

① ㅂ ㅅ ㅇ
복숭아

④ ㅁ ㄱ ㅅ ㅌ

② ㅂ ㄴ ㄴ

⑤ ㅌ ㅁ ㅌ

③ ㅊ ㅍ ㄷ

⑥ ㅎ ㄹ ㅂ

◎ 다음은 나눗셈입니다. 정답을 연결하세요.

150÷5 ●　　　　● 10

200÷20 ●　　　　● 30

350÷7 ●　　　　● 100

400÷4 ●　　　　● 10

650÷65 ●　　　　● 50

700÷70 ●　　　　● 10

◎ 다음 아래 문장을 보고 괄호( ) 안에 알맞은 단어를 넣으세요.

1. 우리나라 국호는 (   )이다.

2. 우리나라는 (   )공화국이다.

3. 우리나라 국기는 (   )다.

4. 우리나라 국화는 (   )다.

5. 우리나라 수도는 (   )이다.

6. 우리나라의 가장 큰 섬은 (   )다.

◎ 귀여운 눈사람이 있어요. 아래 눈사람의 그림자를 찾아 동그라미(O)해보세요

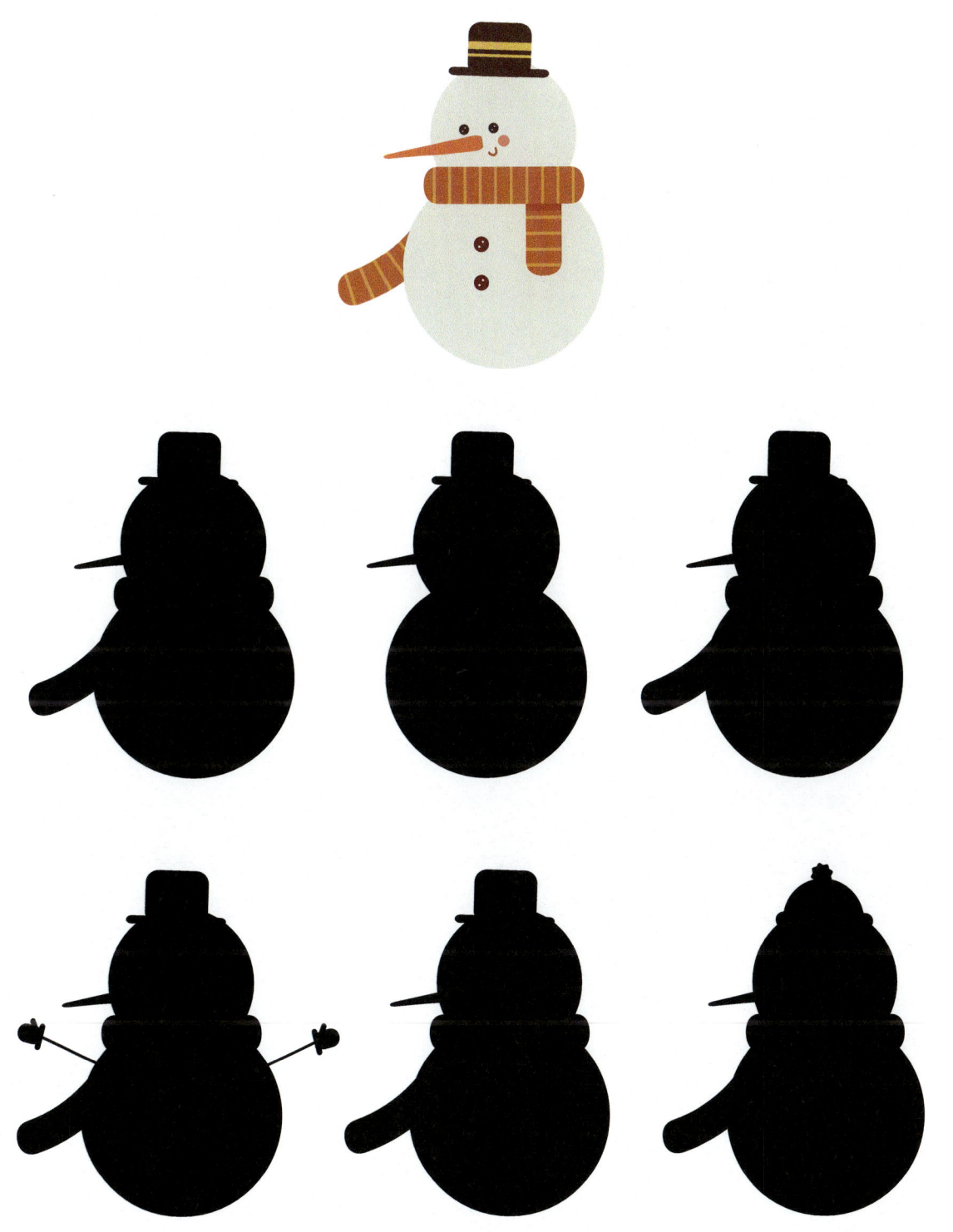

◎ 아래 사진에 날아다니는 새를 그려보면 어떨까요?
나무에 사는 곤충도 좋아요.
그림 솜씨를 자유롭게 그려보세요.

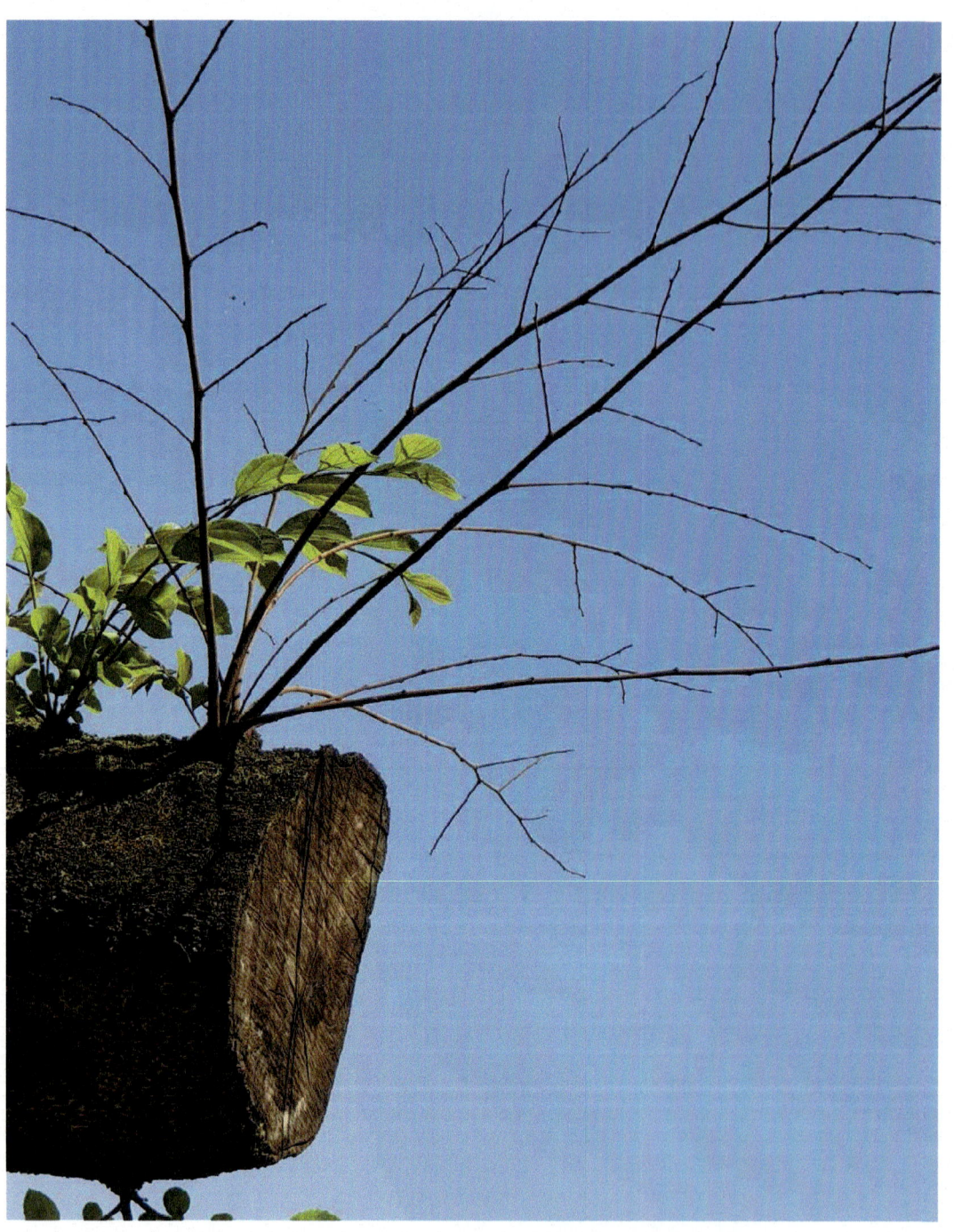

◎ 오늘의 인지학습을 자유롭게 평가해 보시고, 소요시간에 따른 스마일에 색칠도 해보세요.

※ 오늘 인지학습 평가(자유롭게)

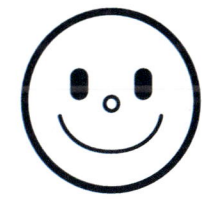

20분 이내　　　20분 이상　　　40분 이상

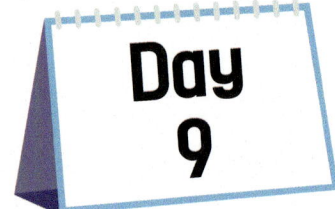

◎ 다음은 한자 공부를 합니다. 빈칸에 알맞은 음을 써보세요.

① 無 躬 化   대한민국을 상징하는 꽃입니다.

➡ 무 궁 화

② 茶 飯 事   차를 마시고 밥을 먹듯 일상적(日常的)으로 하는 일.

➡

③ 自 動 車   원동기를 장치하여 그 동력으로 바퀴를 굴려서 철길이나 가설된 선에 의하지 아니하고 땅 위를 움직이도록 만든 차.

➡

◎ 아래 곱셈식을 완성해 보아요.

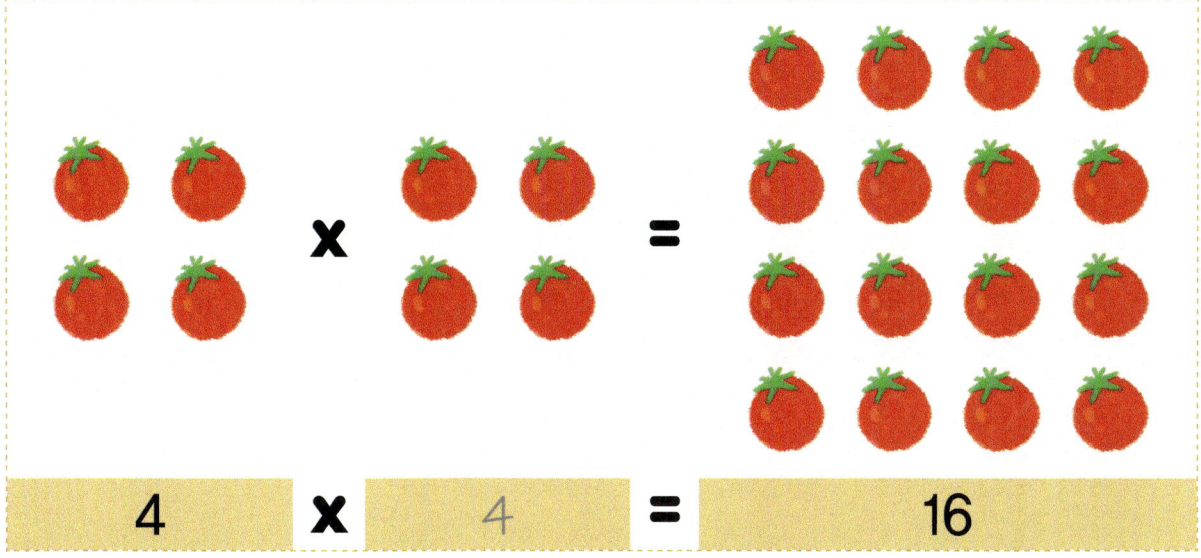

4 × 4 = 16

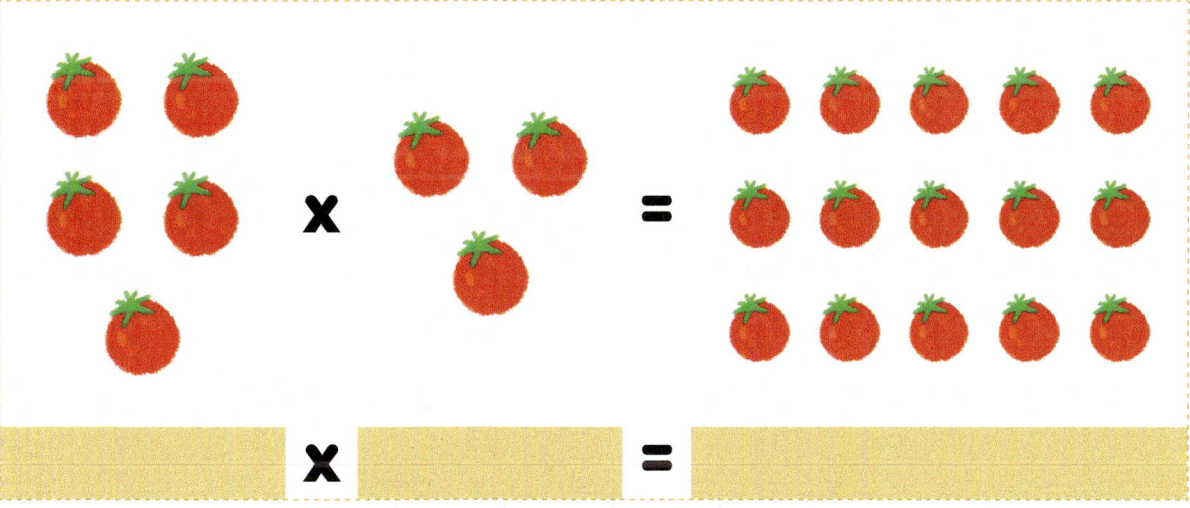

× =

◎ 오늘은 지하철로 귀여운 손자한테 가려고 합니다.
내가 사는 곳은 아차산역 근처이며, 손자가 사는 곳은 왕십리역 근처입니다. 몇 호선 지하철을 타고, 몇 정거장을 가야 손자한테 갈 수 있을까요?

( )호선 / ( )정거장

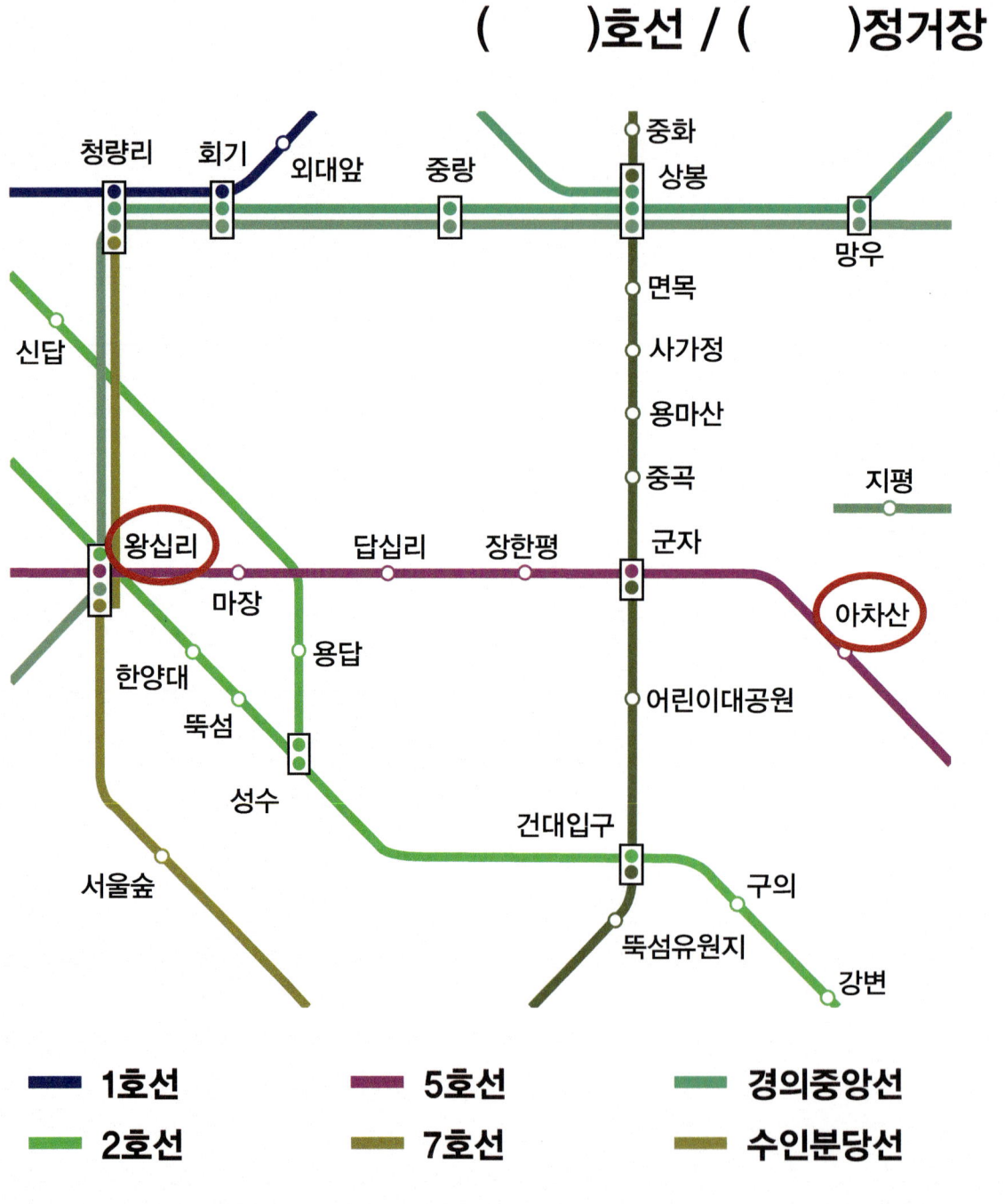

◎ 다음은 어떤 노래의 악보입니다. 제목을 아래 빈칸에 써보고, 노래도 불러보아요.

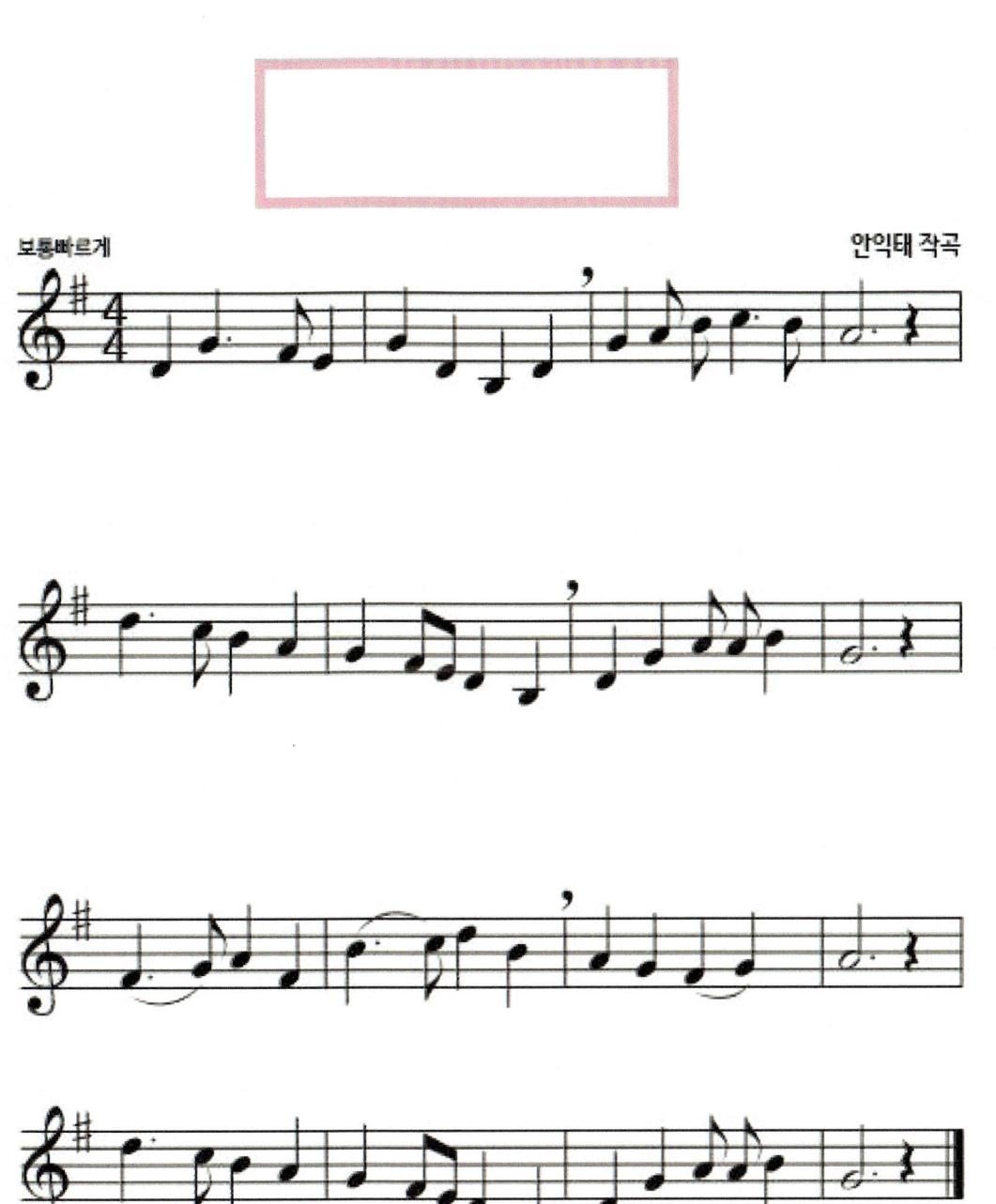

◎ 아래 그림을 보고 육하원칙(누가, 언제, 무엇을, 어떻게, 왜?)에 따라 글을 간단하게 서술해 보아요.

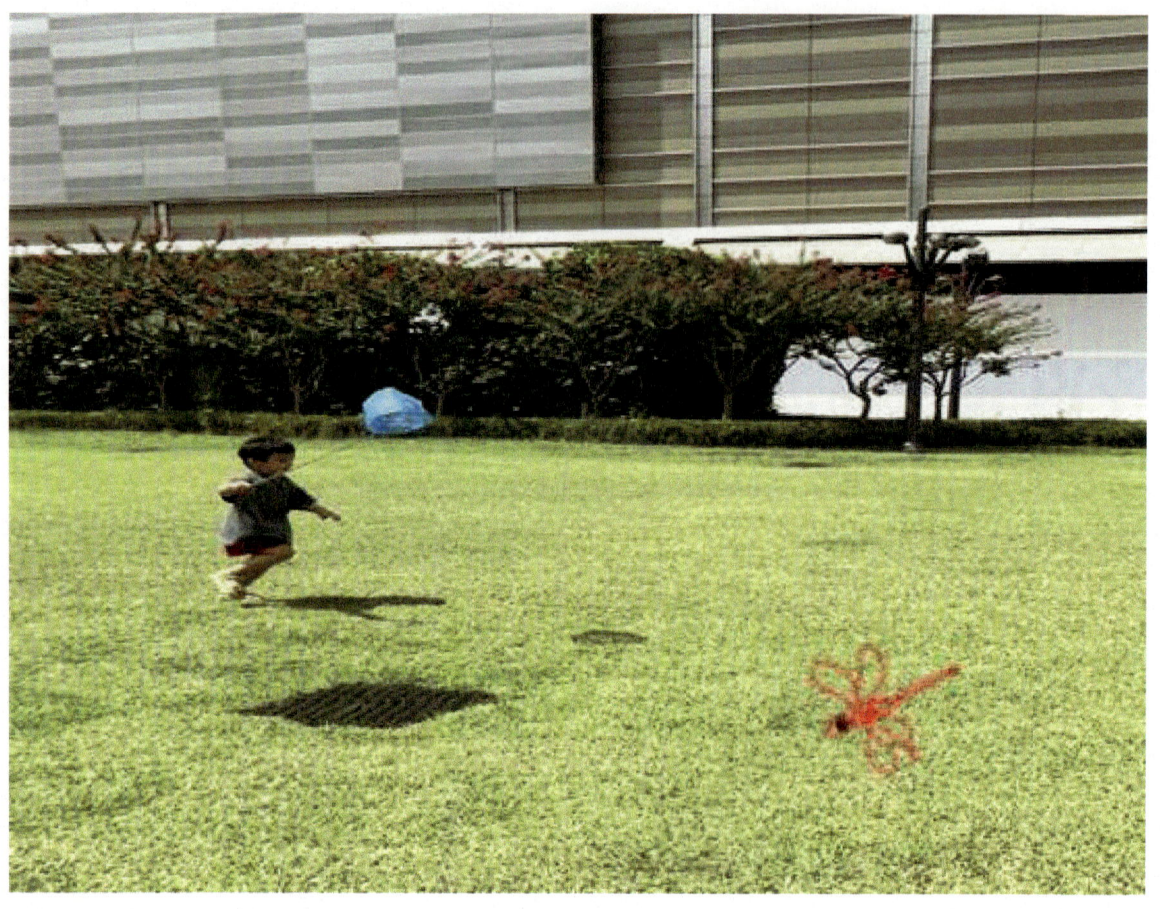

➡

◎ 오늘의 인지학습을 자유롭게 평가해 보시고, 소요시간에 따른 스마일에 색칠도 해보세요.

※ 오늘 인지학습 평가(자유롭게)

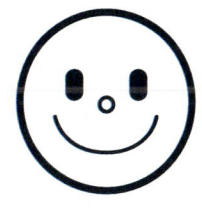
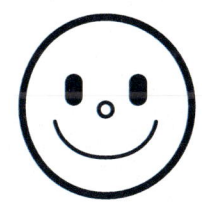

20분 이내   20분 이상   40분 이상

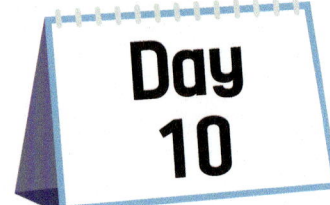

년   월   일   요일

◎ 다음은 교통안전표지판을 공부하는 시간입니다.
아래와 같이 주의, 규제, 지시, 보조로
색깔과 모양으로 구분되어 있습니다.

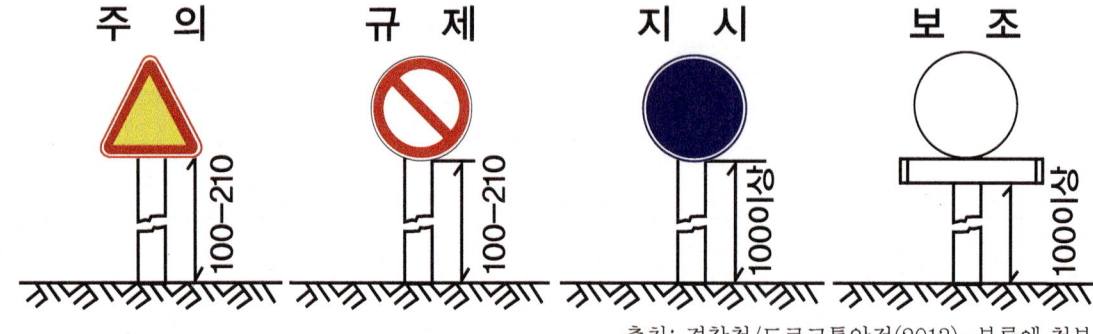

출처: 경찰청/도로교통안전(2013)-부록에 첨부

그렇다면, 아래 안내표지판을 보시고, 주의, 규제, 지시, 보조인지를 구분하여 써보세요.

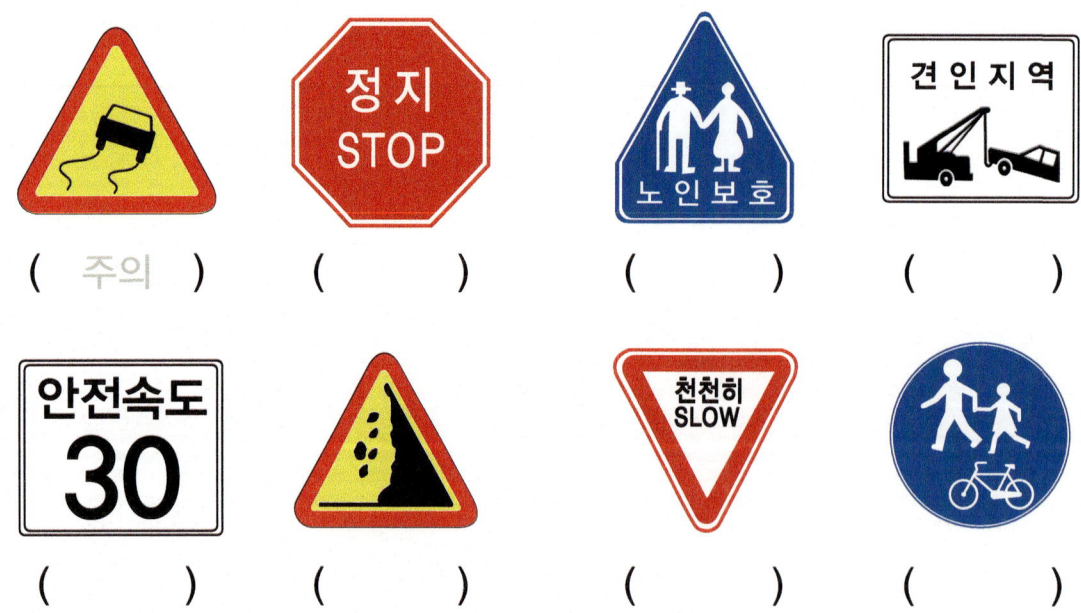

(주의) (   ) (   ) (   )

(   ) (   ) (   ) (   )

◎ 다음 교통안전표지판에는 숫자가 지정되어 있어요.
  아래 질문에 맞는 숫자를 찾아 써보세요.

야생동물보호	장애인보호 (장애인보호구역안)	철길건널목	좌방향
1	2	3	4
앞지르기 금지		보행자전용도로	견인지역
5	6	7	8

1. 여기는 "견인지역"입니다.   정답 (   )

2. 주행 시 "앞지르기 금지"합니다.   정답 (   )

3. "좌측 방향"으로 가세요.   정답 (   )

4. "장애인보호구역"입니다.   정답 (   )

◎ 다음 두 사진을 비교하고, 다른 부분에 동그라미(O)를 그려보세요.

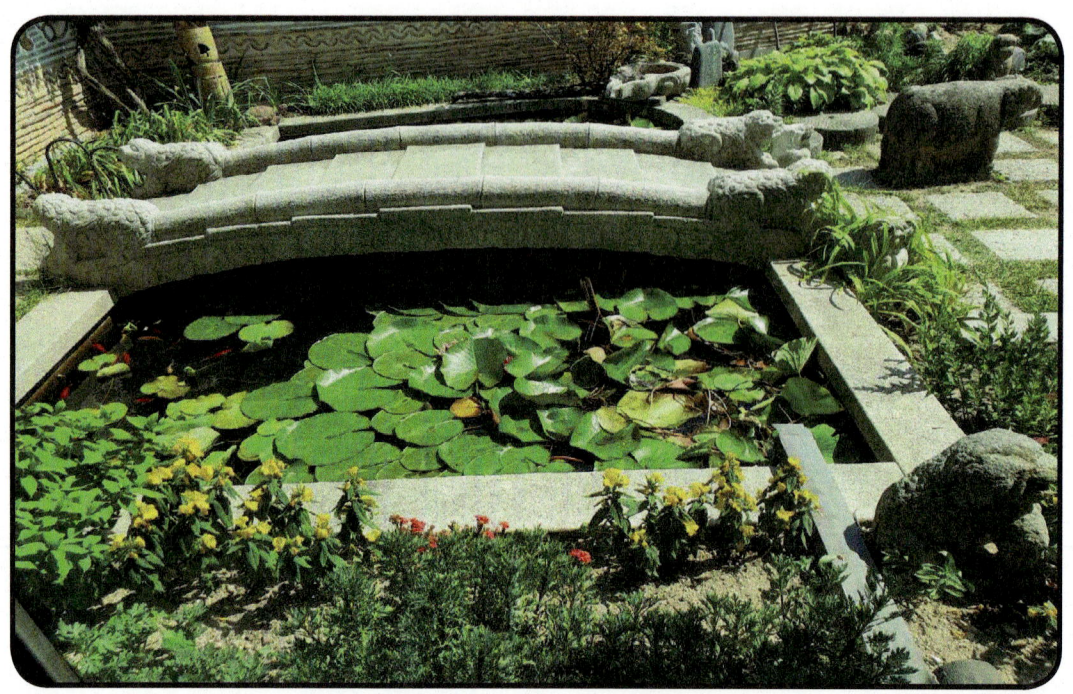

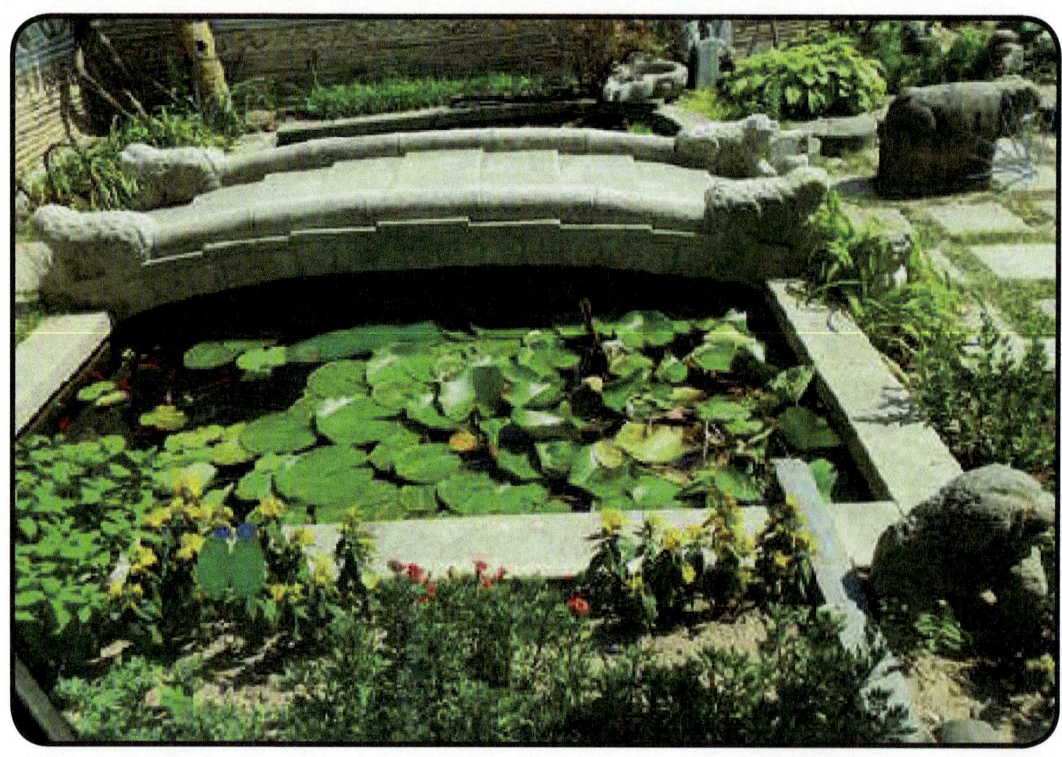

◎ 아래 예문을 보고 뺄셈식을 완성해 보아요.

6 - 5 = 1

___ - ___ = ___

___ - ___ = ___

___ - ___ = ___

◎ 아래 설명을 보고 초성을 완성하여 낱말 퀴즈를 풀어보세요.

▼가로

① 파리에 있고, 전쟁에서 이기고 돌아오는 군사를 환영하고 기념하기 위하여 세운 문
② 보자기에 물건을 싸서 꾸린 뭉치
③ 자전거 뒤에 달거나 사람이 끄는, 바퀴가 둘 달린 작은 수레
④ 강원도에서 많이 생산되는 뿌리 채소
⑤ 여객차나 화차를 끌고 다니는 철도 차량
⑥ 남에게 굽히지 아니하고 자신의 품위를 스스로 지키는 마음

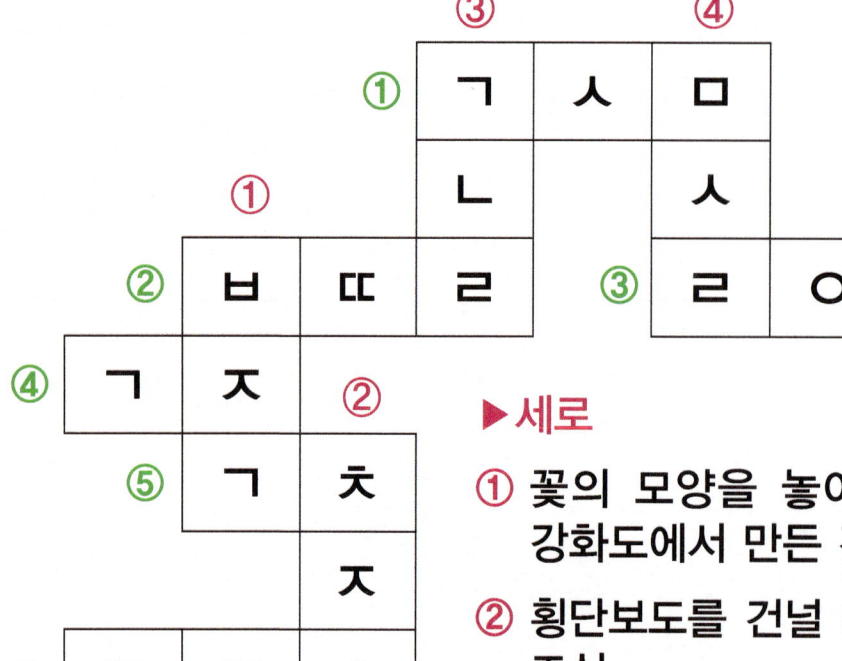

▶세로

① 꽃의 모양을 놓아 짠 돗자리로 강화도에서 만든 것이 유명
② 횡단보도를 건널 때는 꼭 자동차 조심
③ 봄에 피는 노란색 꽃
④ 문을 여닫을 때 나는 소리

◎ 오늘의 인지학습을 자유롭게 평가해 보시고, 소요시간에 따른 스마일에 색칠도 해보세요.

※ 오늘 인지학습 평가(자유롭게)

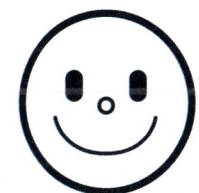

20분 이내　　20분 이상　　40분 이상

3장
빠져들고

Day 11 ~ Day 15

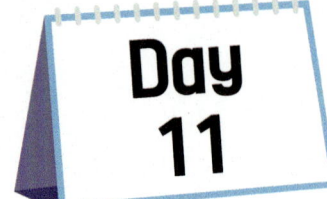

년　월　일　요일

◎ 오늘은 스도쿠를 해보는 시간을 갖도록 할게요. 규칙은 숫자 1-4까지의 수를 굵은 선의 큰 네모와 작은 네모 안에 한 번씩만 사용하여 가로와 세로를 채우는 것입니다. 먼저 한 번 연습을 해볼까요?

1	2	3	4
4	3	2	1
3	4	1	2
2	1	4	3

※ 스도쿠는 일본에서 유행하였으며, 그 원조는 18세기 스위스의 수학자 레온하르트 오일러가 창안한 라틴방진(Latin Square)에 기초해 미국의 건축가 하워드 간즈(Howard Garns)가 넘버플레이스(Number Place)라는 이름으로 1979년에 소개한 게임이다(출처: 네이버)

◎ 이어서 스도쿠를 해볼게요. 규칙은 숫자 1-4까지의 수를 큰 네모와 작은 네모의 가로와 세로에 한 번씩만 사용합니다. 빈칸에 들어갈 숫자는 무엇일까요?

4	3		1
2		4	3
1	4		2
	2	1	4

	3		4
4		3	
	2		3
3		2	1

◎ 다음 스도쿠 규칙은 숫자 1-6까지의 수를 사용했습니다. 빈칸에 들어갈 숫자는 무엇일까요?

	5	4	6	2	1
6	2	1		5	4
4	3	5	1		2
2		6	4	3	5
5	4	3	2	1	
1	6		5	4	3

◎ 다음 스도쿠 규칙은 숫자 1-6까지의 수를 사용합니다. 빈칸에 들어갈 숫자는 무엇일까요?

	5	4	6	2	1
6	2		3		4
4	3		1	6	
	1	6	4	3	5
	4	3	2		6
1	6	2		4	3

◎ 다음은 스도쿠 규칙, 숫자 1-6까지의 수를 사용하여, 직접 빈칸에 들어갈 숫자를 모두 채워보세요.

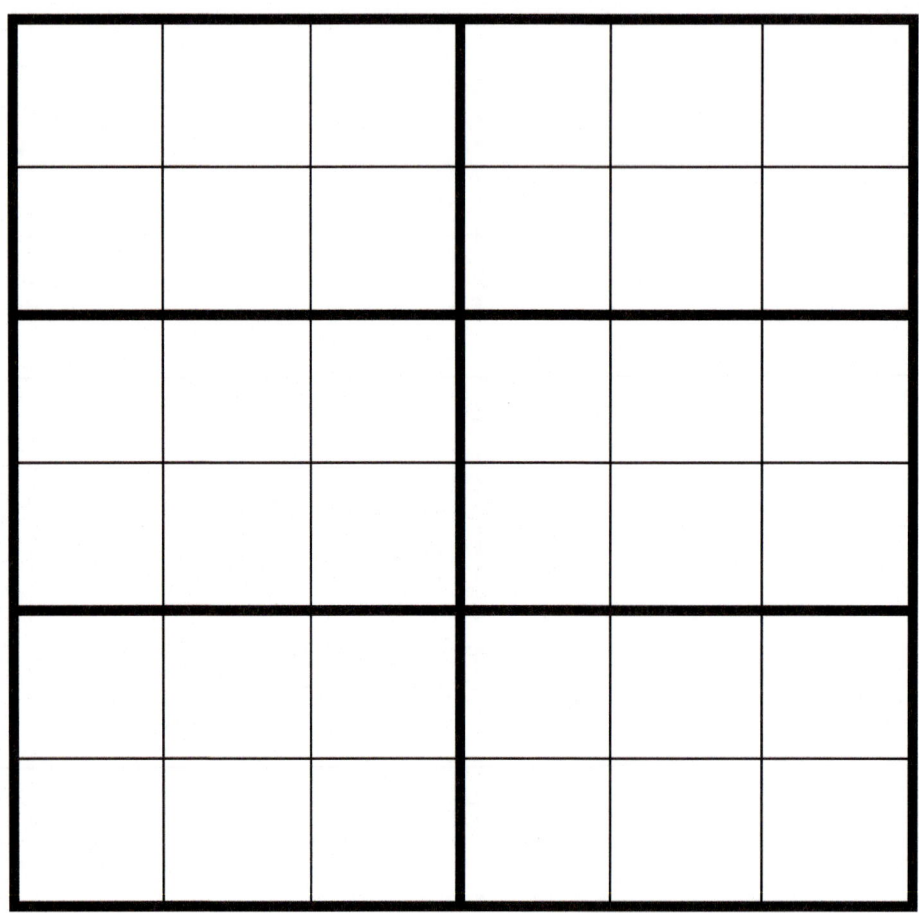

※ 친구분들, 혹은 가족들과 자유롭게 칸을 만들어 1-9까지 스도쿠 게임에 도전하세요~

◎ 오늘의 인지학습을 자유롭게 평가해 보시고, 소요시간에 따른 스마일에 색칠도 해보세요.

※ 오늘 인지학습 평가(자유롭게)

　　　　　　　20분 이내　　　20분 이상　　　40분 이상

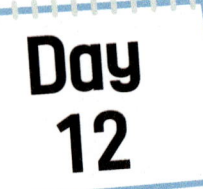

◎ 다음은 일상에서 사용하는 5음절 단어를 맞추어 보는 시간입니다. 빈칸에 바르게 써보세요.

① 청 기 공 정 기

　공 기 청 정 기

② 청 기 소 공 진

④ 쓰 봉 기 레 투

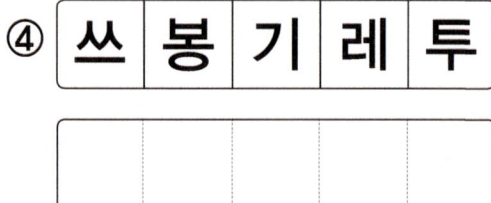

⑤ 래 빨 대 조 건

③ 탁 드 세 럼 기

⑥ 쿨 스 링 러 프

◎ 아래 숫자표에서 규칙을 찾아 빈칸에 알맞은 숫자를 완성해 보아요.

1	2		1	2	3	1
	5	4	5		5	4
6		7	6	7		6
8		9	8	8		8
10	10	10		11	11	10
12	12	13	13	12		13
14		15	15	16	16	17
18	19	19	18	19		18

◎ 다음은 한국의 세계유산으로 등재되어 있는 사찰을 알아보는 시간입니다. 아래 그림을 보고 정답을 써보세요.

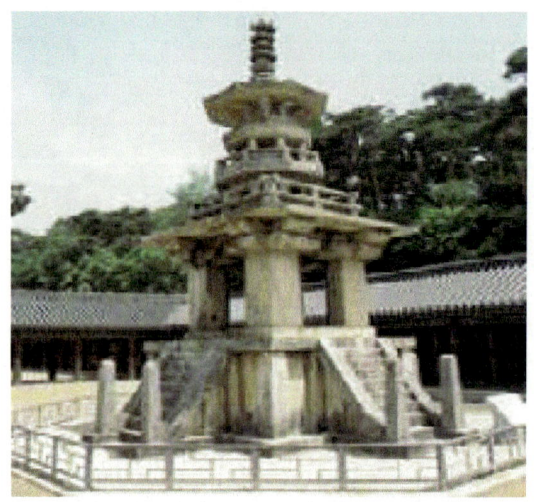 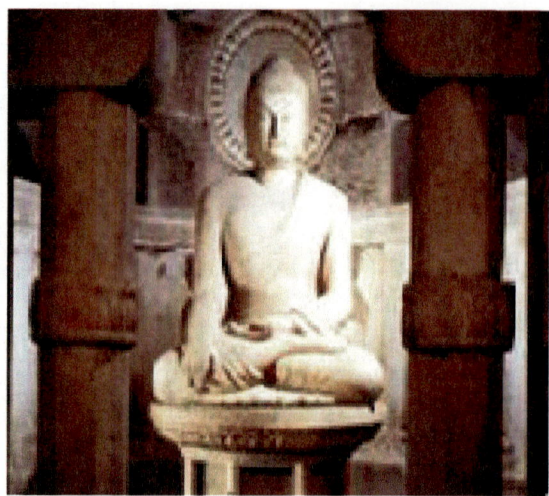

경상남도 경주에 있으며, 다보탑과 석굴암이 있는 사찰입니다. 어디일까요?   ➡ 정답(   )

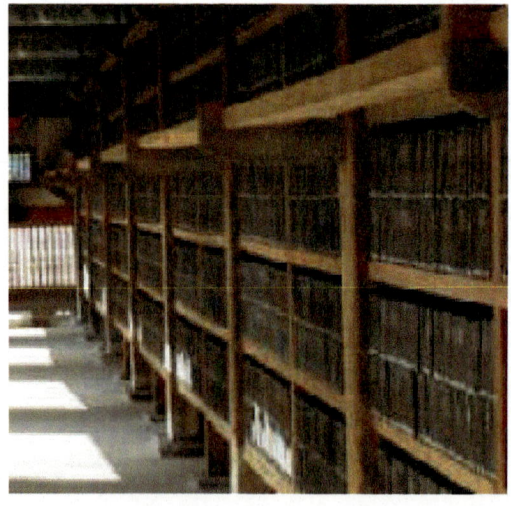 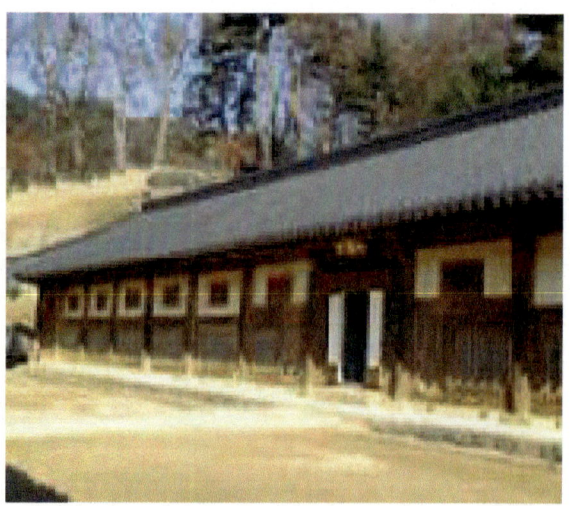

( ) 장경판전(81,258장)을 보유하고 있는 사찰입니다. 괄호( )안은 무엇일까요?   ➡ 정답(   )

◎ 아래 그림의 동물들의 표정을 보고 감정이나 상태가 어떤지 써보세요.

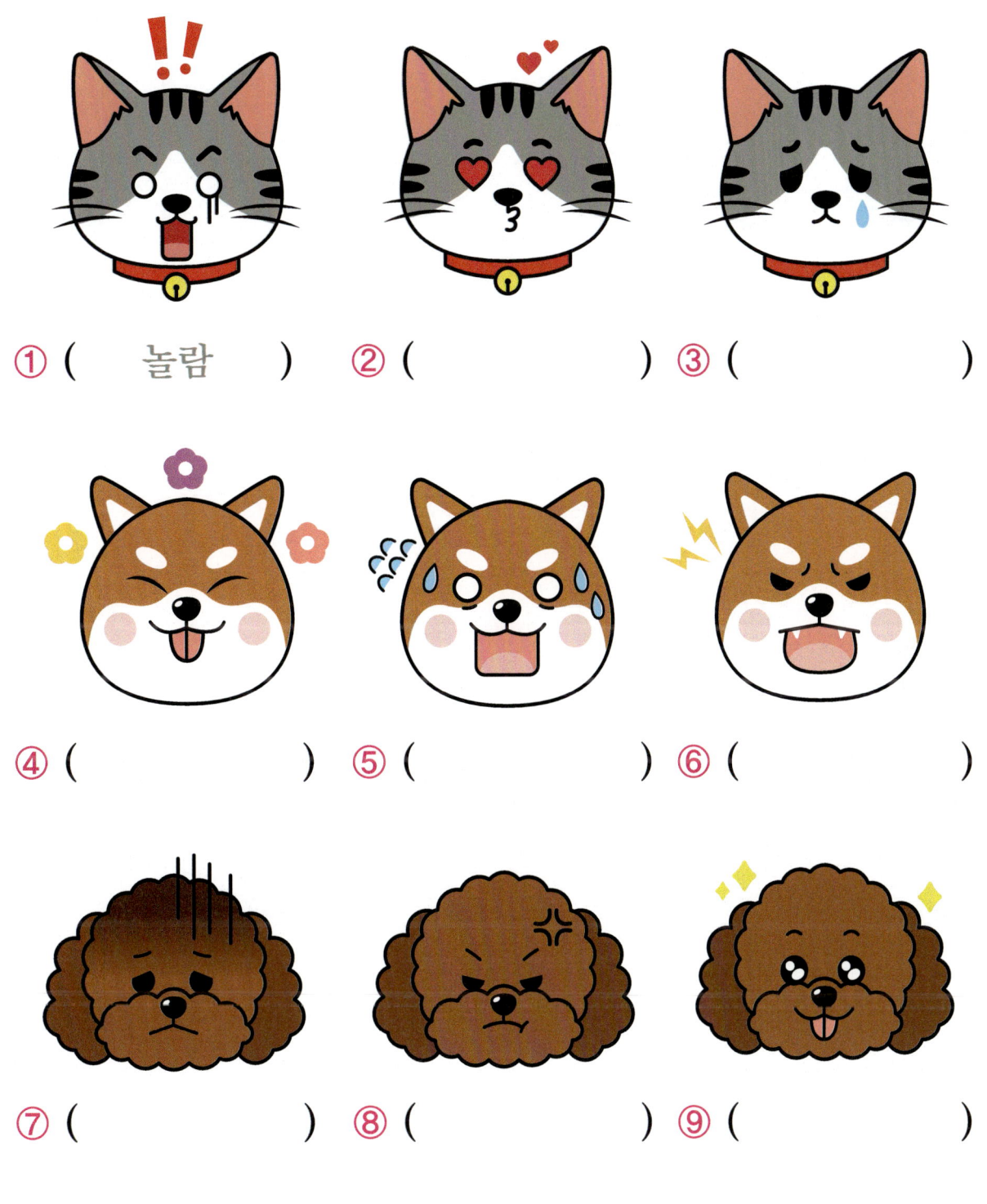

① (놀람) ② (   ) ③ (   )

④ (   ) ⑤ (   ) ⑥ (   )

⑦ (   ) ⑧ (   ) ⑨ (   )

◎ 이제 영어도 공부해 볼까요? 아래 문장을 5번 읽고, 빈칸에 영어문장을 보고 써보세요.

Good morning. [구드 모어닝]
좋은 아침입니다.

_____

Have a happy day. [해브 어 해피 데이]
행복한 하루 되세요.

_____

Life is really fun. [라이프 이즈 릴리 펀]
인생은 정말 즐거워요.

_____

◎ 오늘의 인지학습을 자유롭게 평가해 보시고, 소요시간에 따른 스마일에 색칠도 해보세요.

※ 오늘 인지학습 평가(자유롭게)

　　　　　　　　　20분 이내　　　20분 이상　　　40분 이상

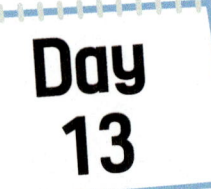 

◎ 다음은 유명한 고사성어입니다.
아래 빈칸에 음(한글)과 뜻을 써보아요.

①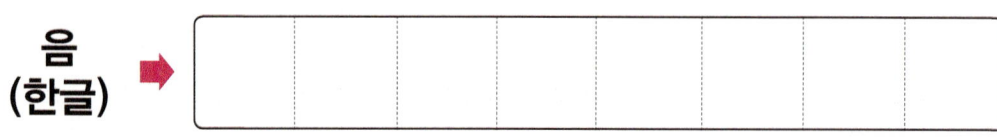

음(한글) ➡

뜻 ➡

②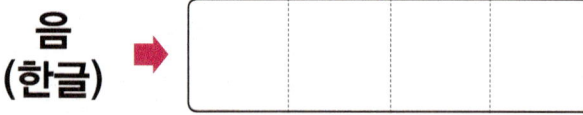

음(한글) ➡

뜻 ➡

③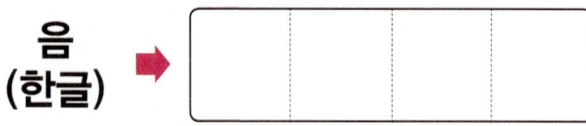

음(한글) ➡

뜻 ➡

◎ 다음은 경기민요 "아리랑"입니다. 빈칸(□)안에 들어갈 가사를 써보세요. 완성 후 노래도 한번 불러보세요.

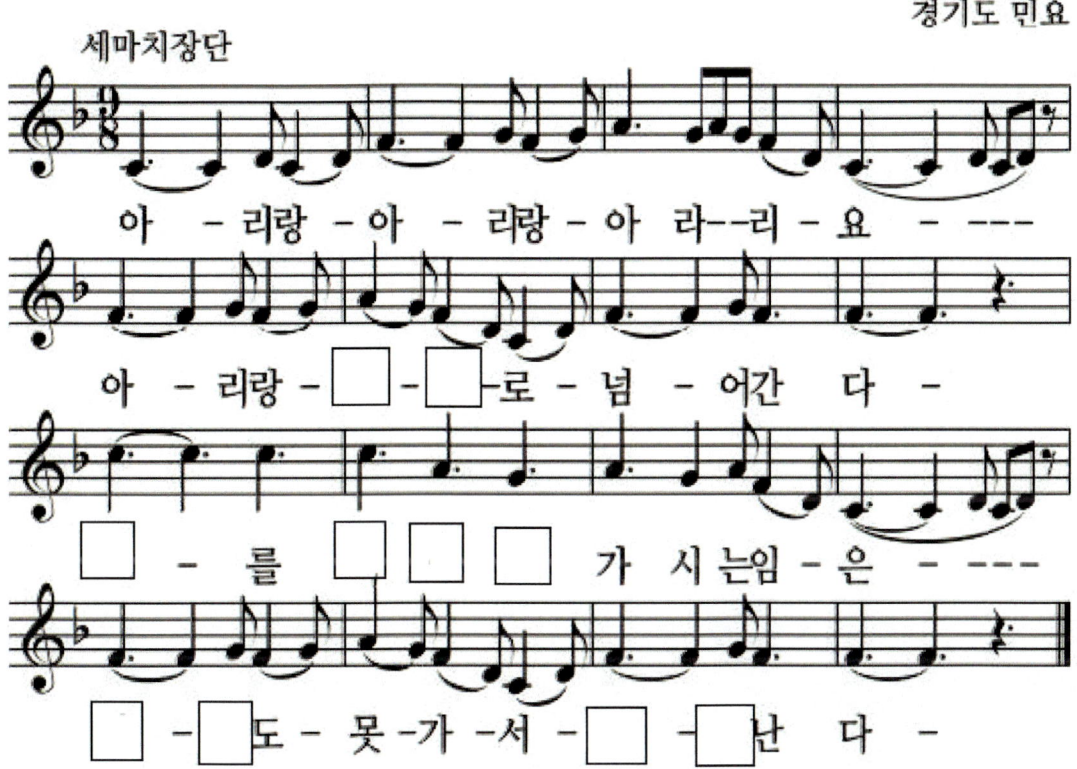

◎ 다음은 우리 악기입니다. 이름은 무엇일까요?
  빈칸에 정확하게 써보세요.

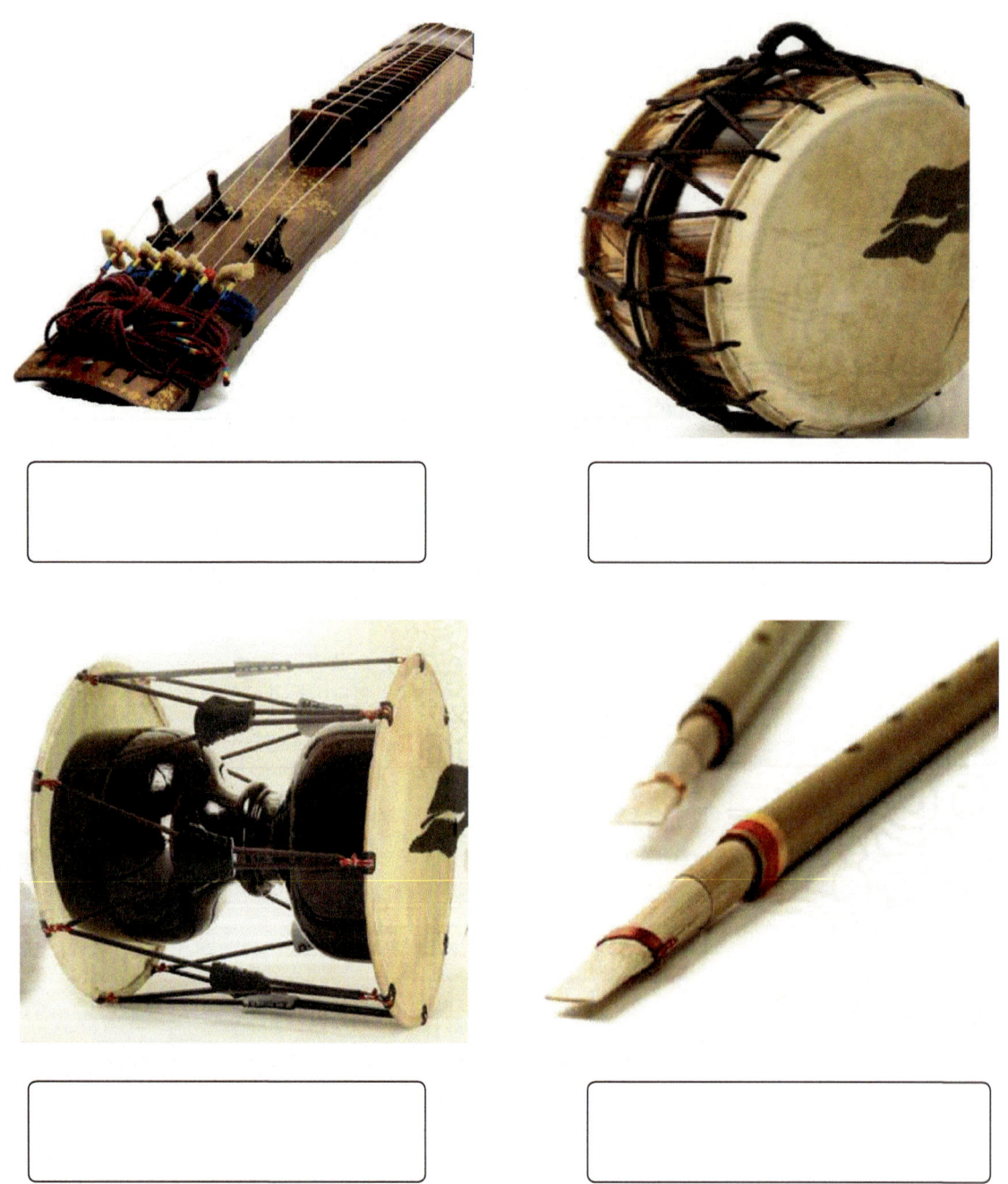

◎ 아래 사진은 6-7월에 피는 수련입니다. 수련의 아름다운 자태를 감상하세요. 수련이지만 색깔도, 모양도, 꽃잎도, 줄기도, 잎도 모두 다름을 알 수 있어요.

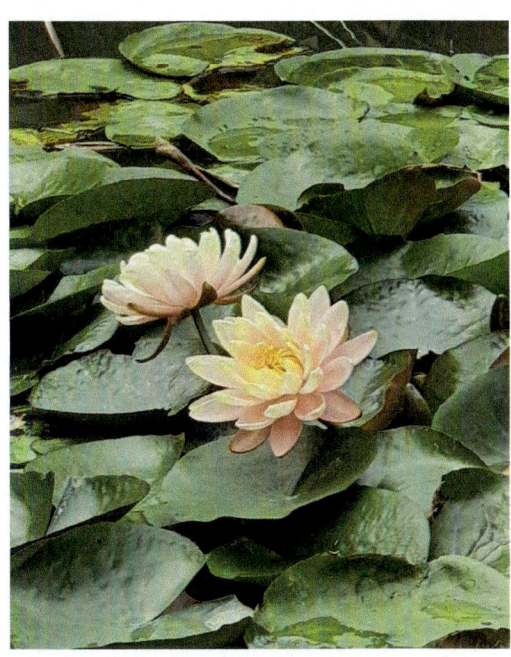
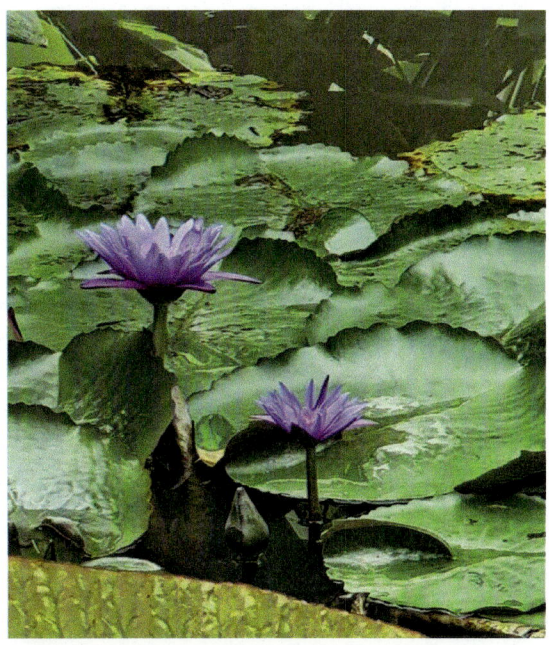
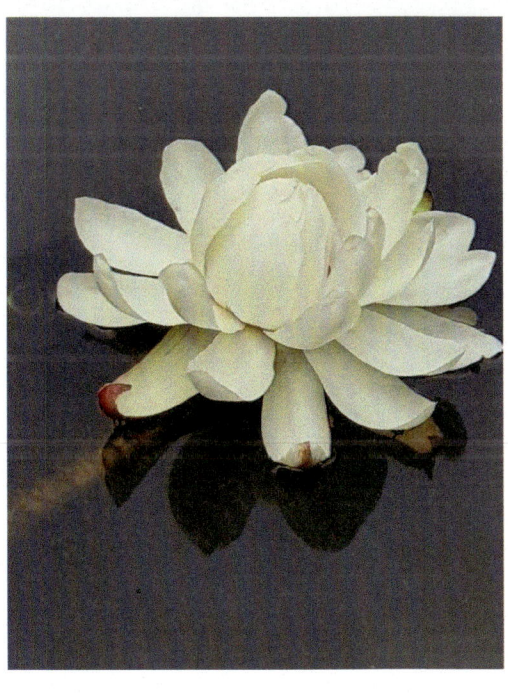
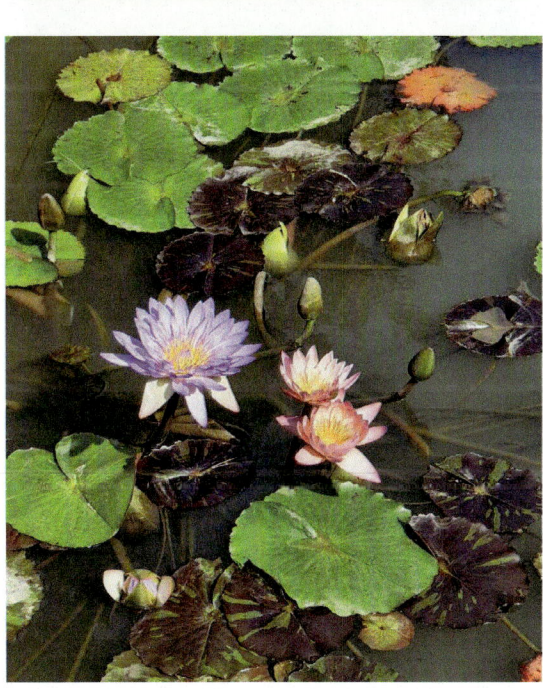

◎ 자~ 수련을 잘 감상하셨는지요?
　수련하면 생각나는 단어나 문장을 써볼까요?
　수련과 관련된 추억도 좋고, 아름다운 편지, 시도 좋아요.
　자유롭게 감성의 끈을 잡고 기술해 보세요.

수련

20 . . .
글쓴이

◎ 오늘의 인지학습을 자유롭게 평가해 보시고, 소요시간에 따른 스마일에 색칠도 해보세요.

※ 오늘 인지학습 평가(자유롭게)

20분 이내　　　20분 이상　　　40분 이상

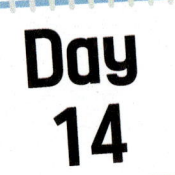

Day 14

년　월　일　요일

◎ 아래 초성을 보고 연상되는 단어를 써보세요.

① ㅈ ㄱ ㄹ

② ㄲ ㄱ ㄹ

③ ㅂ ㅎ ㅁ

④ ㅈ ㅅ ㄱ

⑤ ㅅ ㄲ ㄹ

⑥ ㄱ ㅇ ㄱ

⑦ ㅁ ㄱ ㅈ

⑧ ㅇ ㄱ ㄹ

⑨ ㄱ ㅇ ㅈ

⑩ ㄷ ㄷ ㅂ

◎ 아래 묶음 그림 중에서 다른 하나를 찾아 동그라미(O)를 그려보세요.

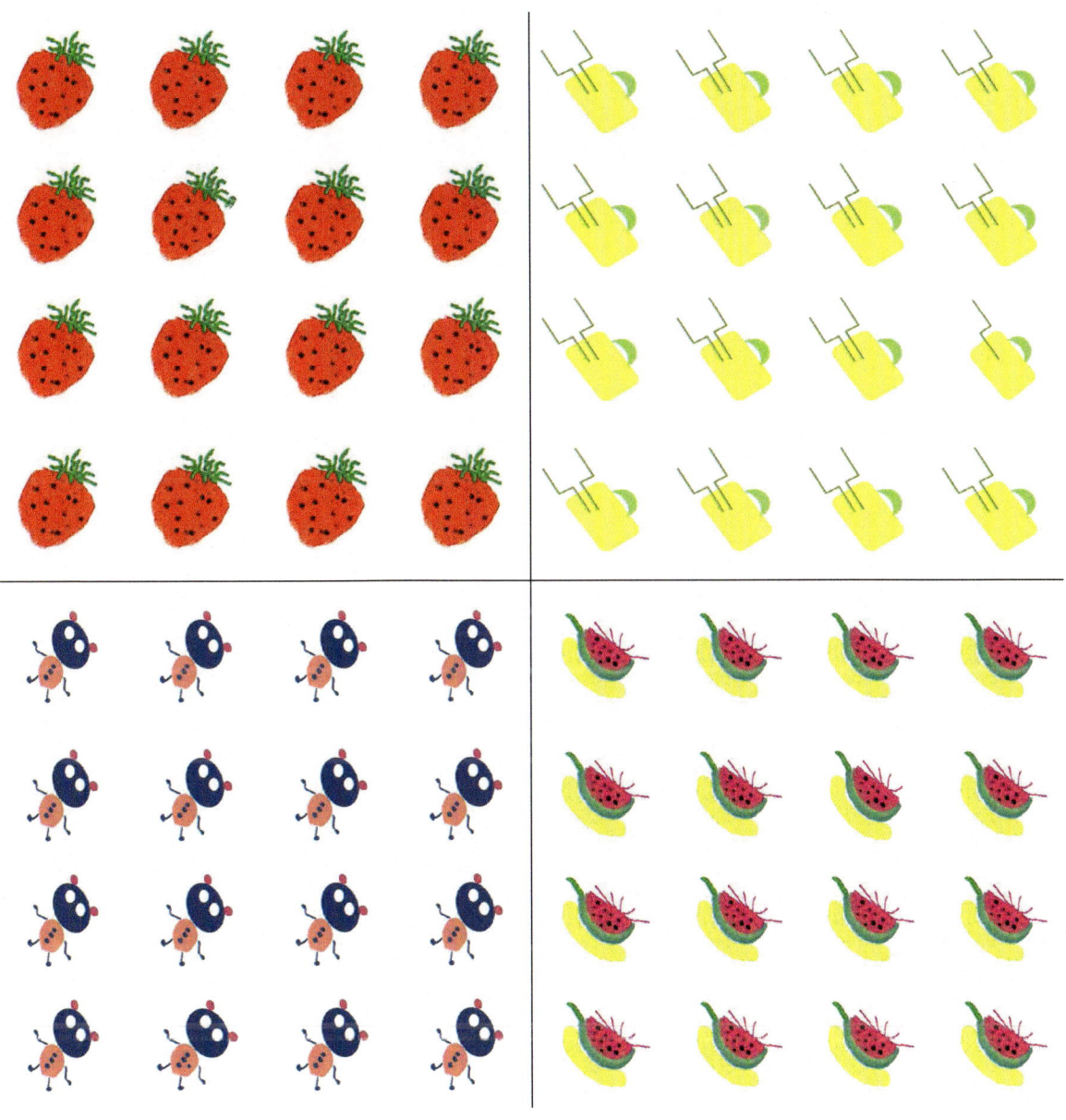

◎ 아래 500원, 100원, 10원짜리 동전이 있습니다. 모두 합하면 얼마일까요?

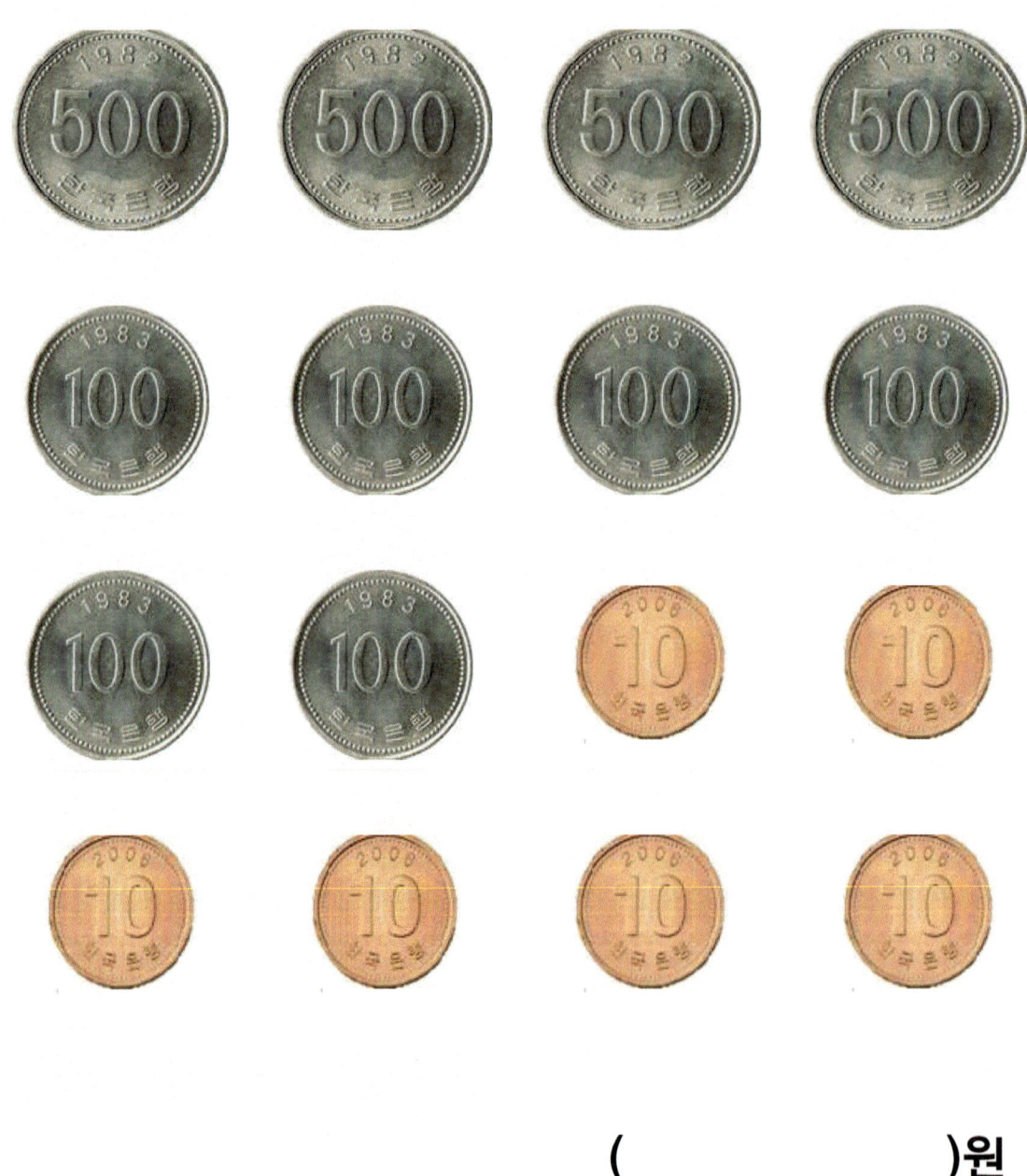

(	)원

◎ 다음은 우리집 거실을 예쁘게 꾸미고 싶어요.
　소파, 액자, 시계, 사진 등을 연필로 그려보세요.

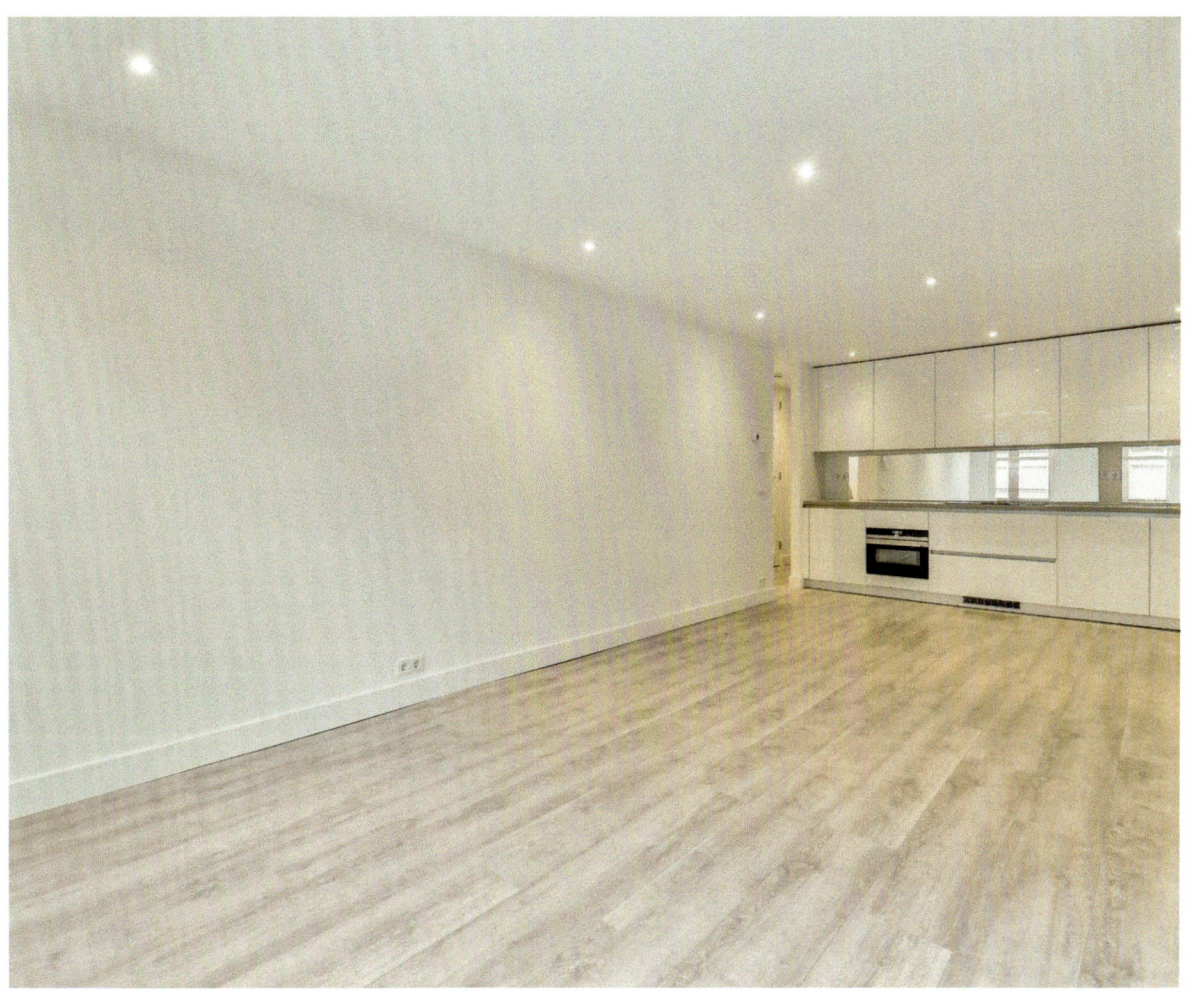

◎ 다음은 시계 그림이 보입니다. 제시하는 시각의 시침과 분침을 그려보아요.

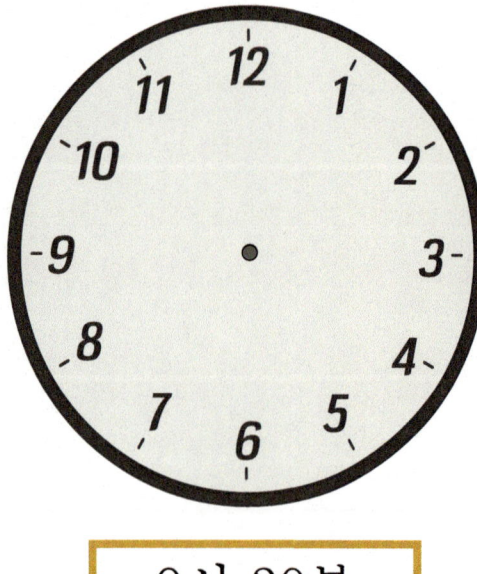

9시 30분

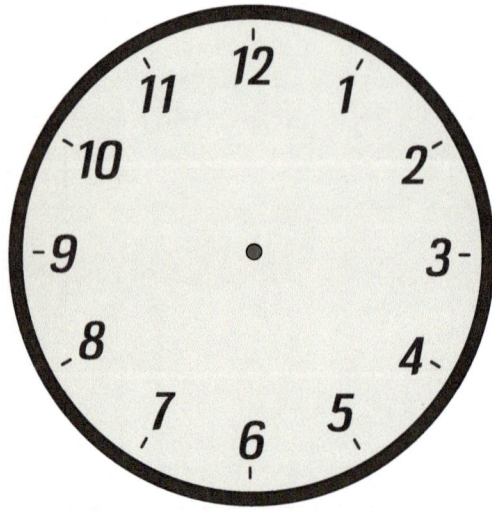

11시 50분

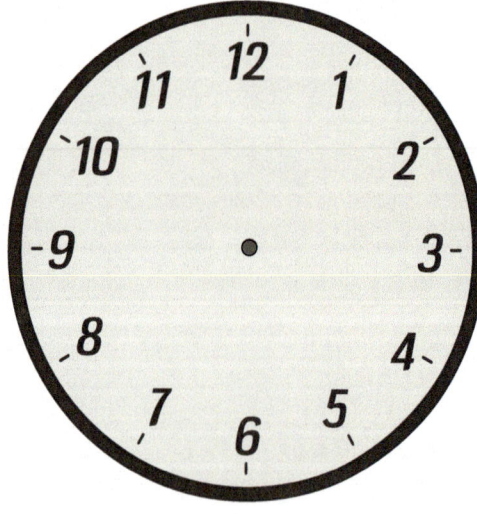

4시 20분

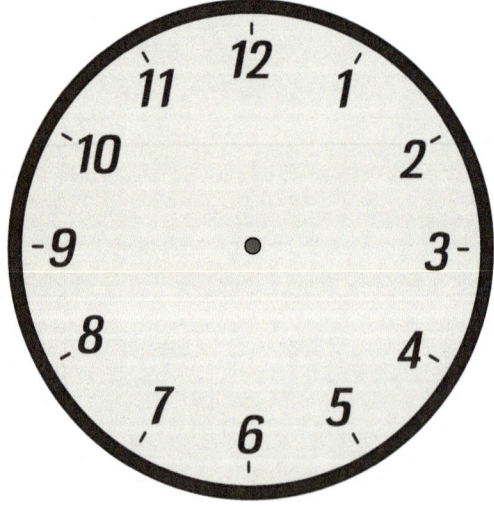

12시 55분

◎ 오늘의 인지학습을 자유롭게 평가해 보시고, 소요시간에 따른 스마일에 색칠도 해보세요.

※ 오늘 인지학습 평가(자유롭게)

20분 이내

20분 이상

40분 이상

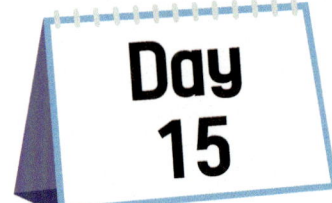

◎ 다음 그림을 보고 생각나는 단어(3음절 이상)를 자유롭게 연상하여 써보세요.

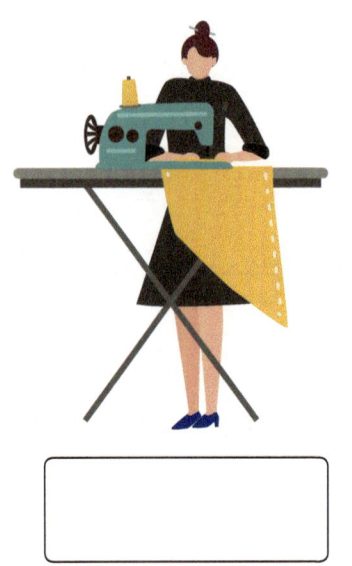
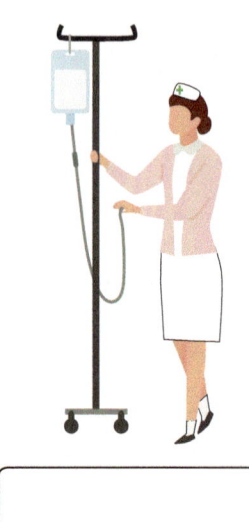
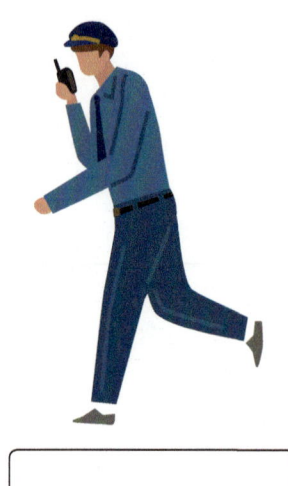

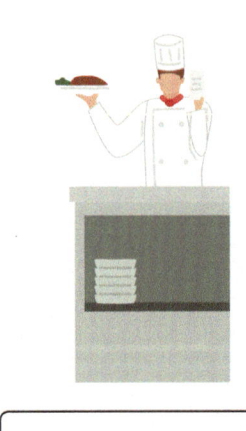
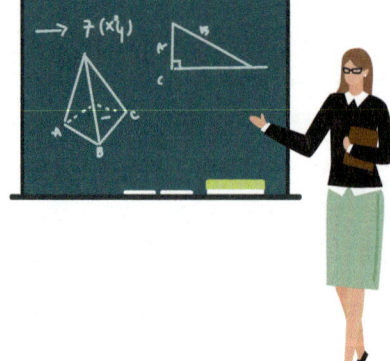
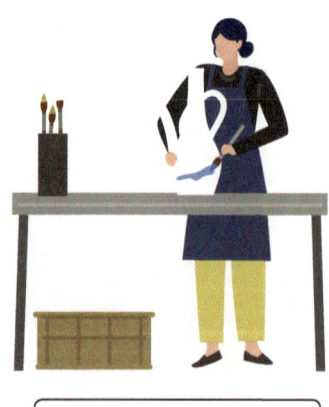

◎ 다음은 즐거운 쇼핑타임입니다. 아래 청바지와 연노랑 원피스를 각각 사려고 합니다. 얼마가 필요할까요?

(   )원

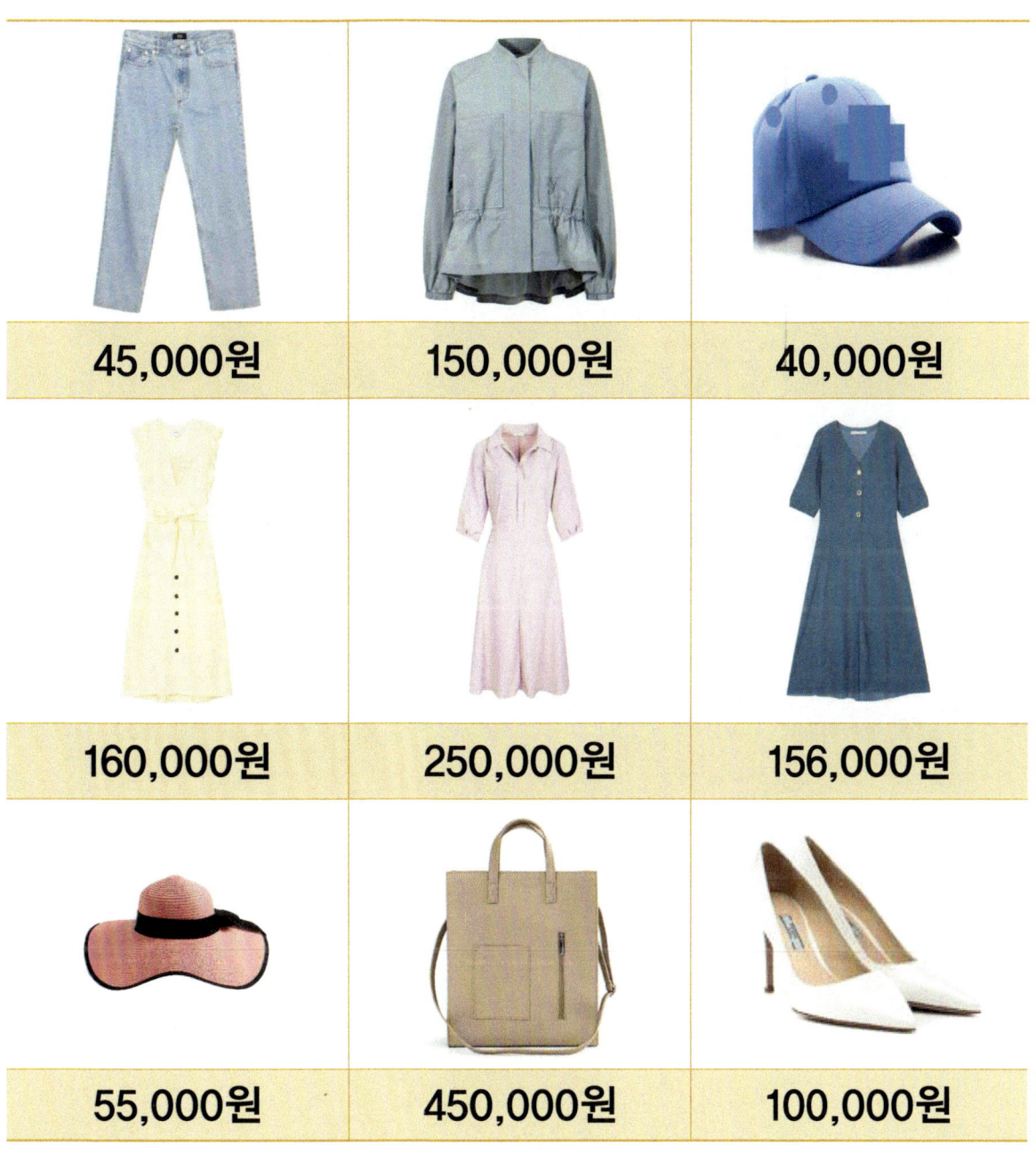

◎ 아래 사진은 밤에 찍은 목련꽃입니다. 그대로 보고 스케치를 해보아요. 색을 입혀도 좋습니다.

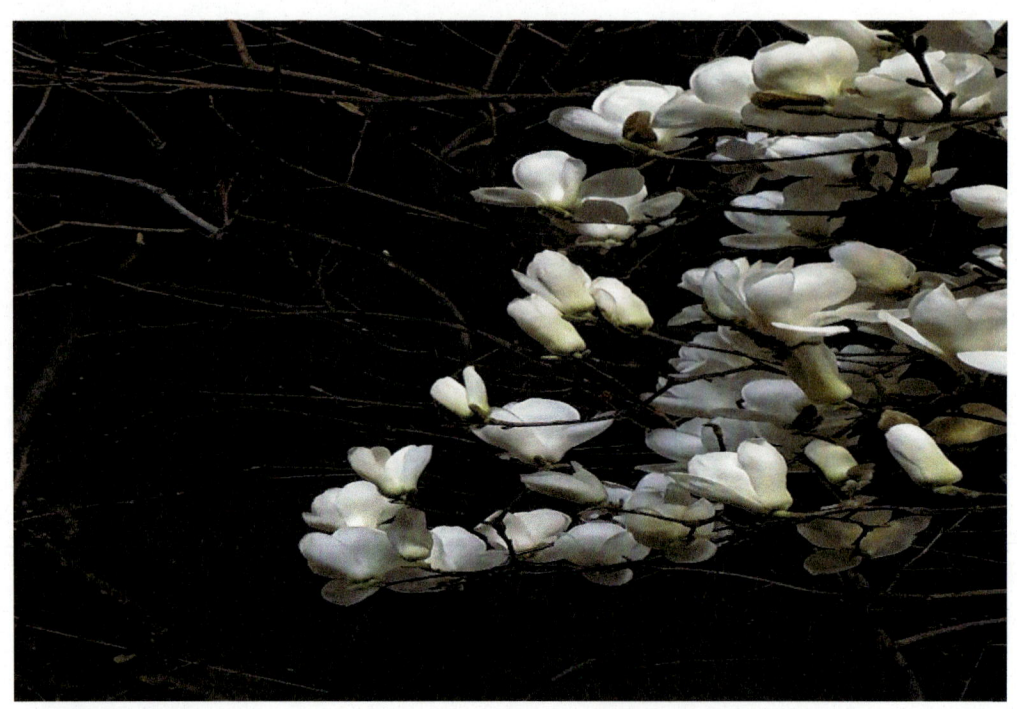

◎ 아래에서 그림과 수를 보고, 덧셈이나 뺄셈을 할 수 있어요. 예문을 확인하시고, 다음 문제로 도전하세요.

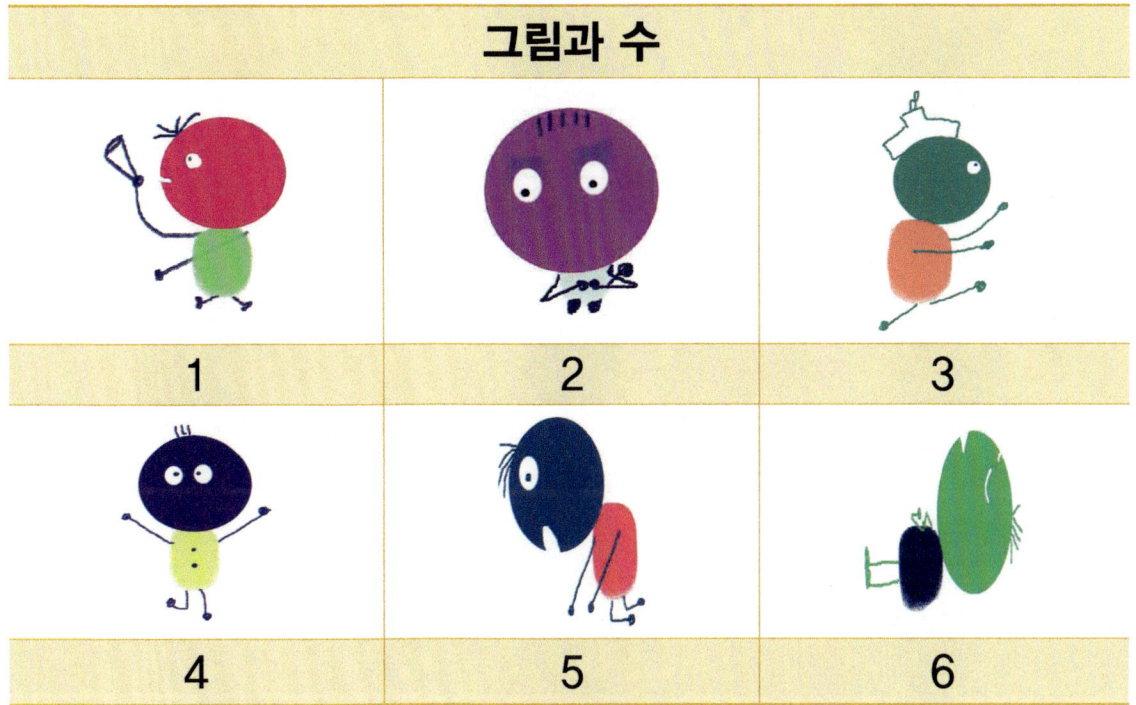

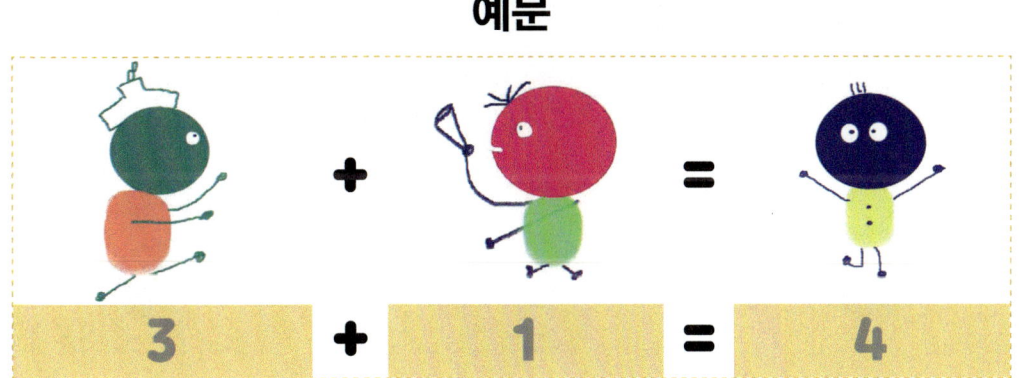

◎ 앞쪽 예문을 보고 그림과 수를 활용하여 덧셈식과 뺄셈식을 완성하세요.

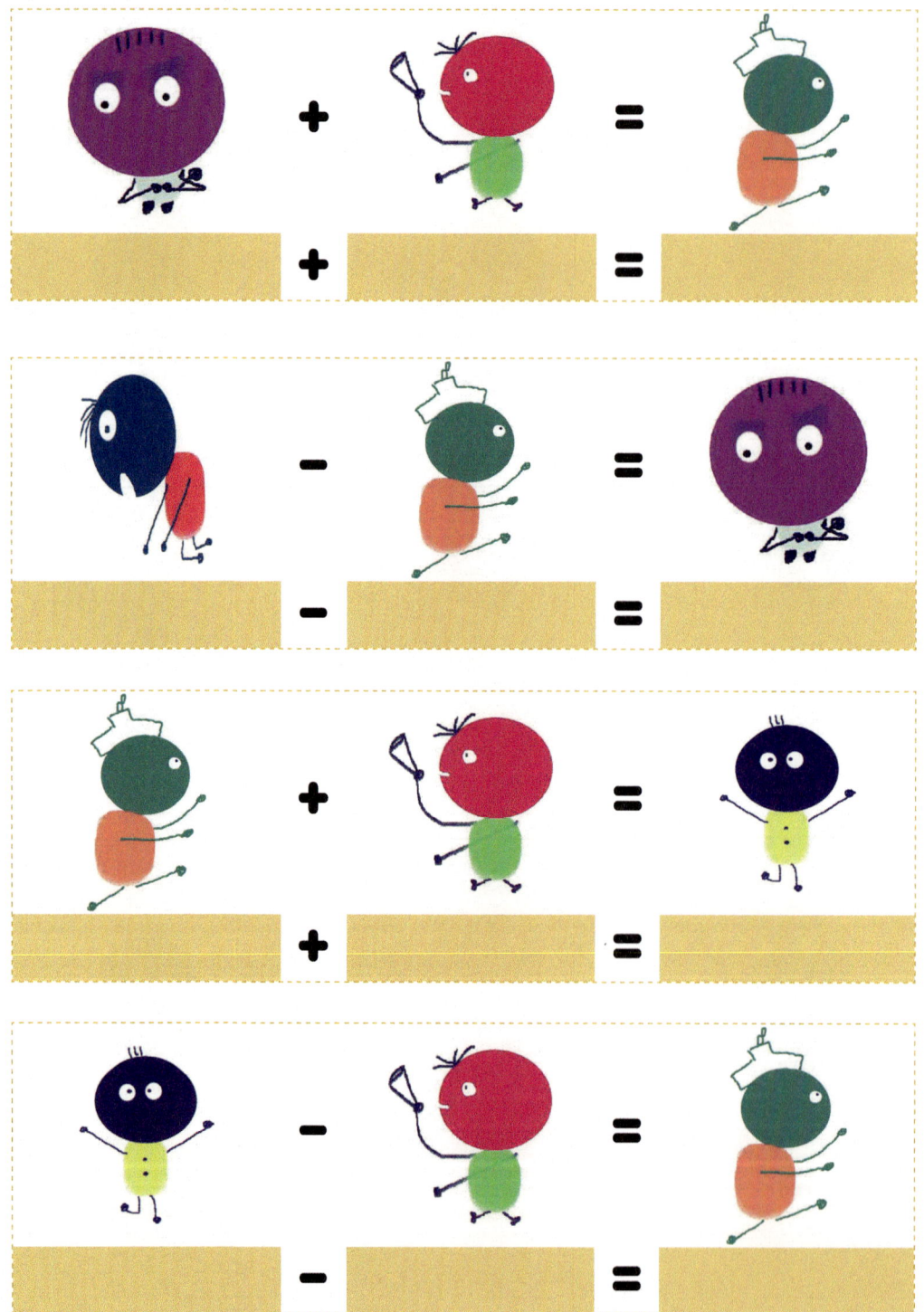

◎ 오늘의 인지학습을 자유롭게 평가해 보시고, 소요시간에 따른 스마일에 색칠도 해보세요.

※ 오늘 인지학습 평가(자유롭게)

20분 이내　　20분 이상　　40분 이상

4장
심화훈련
(뇌훈련 습관화)

Day 16 ~ Day 20

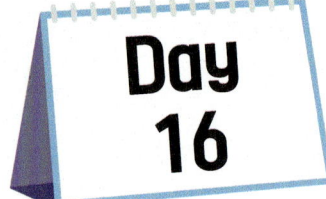

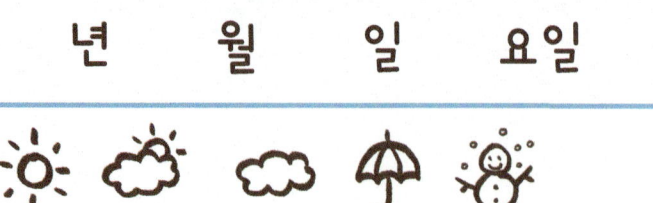

년　　월　　일　　요일

◎ 다음은 맛있는 과일과 야채가 바구니에 있어요.
그 이름을 모두 써볼까요?

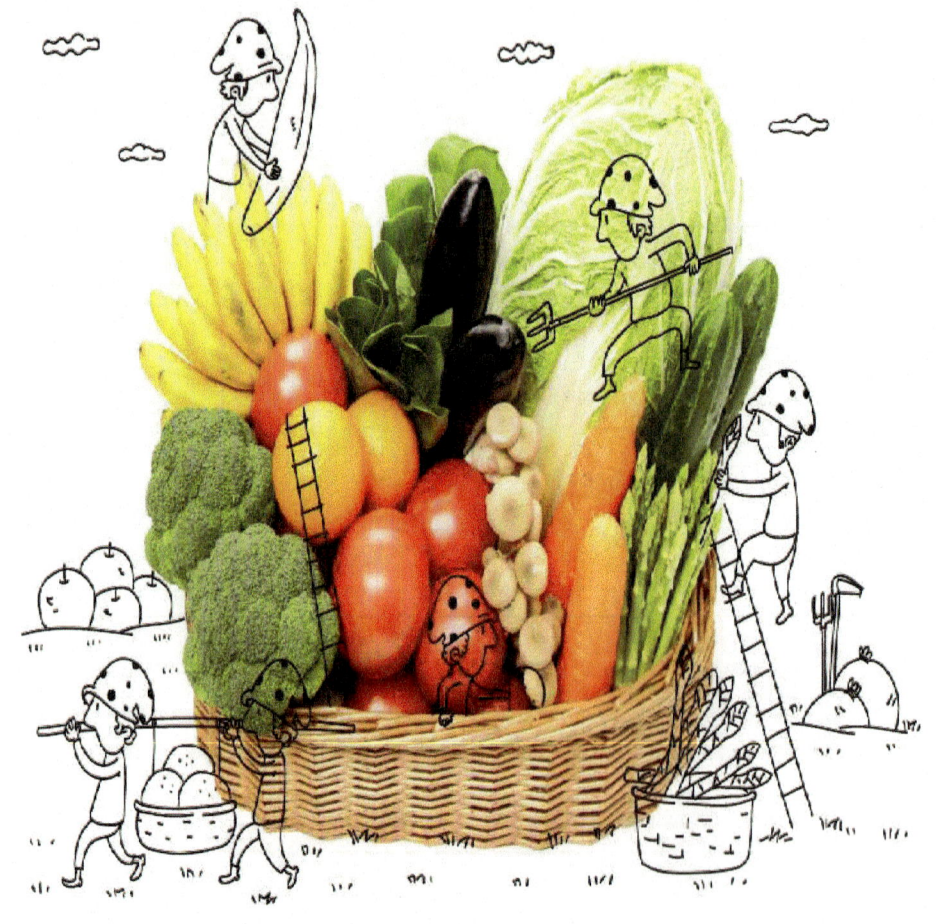

◎ 다음은 맛있고 달달한 과일을 사려고 합니다.
  귤 2개, 참외 2개, 수박 1개, 자두 5개를 구매하려면 얼마를 지불하면 될까요?

(   )원

귤	참외
1개당 1,000원	1개당 2,000원

수박	자두
1개당 15,000원	1개당 500원

◎ 다음 빈칸에 올바른 단어를 정렬한 후 끝말잇기 하세요.

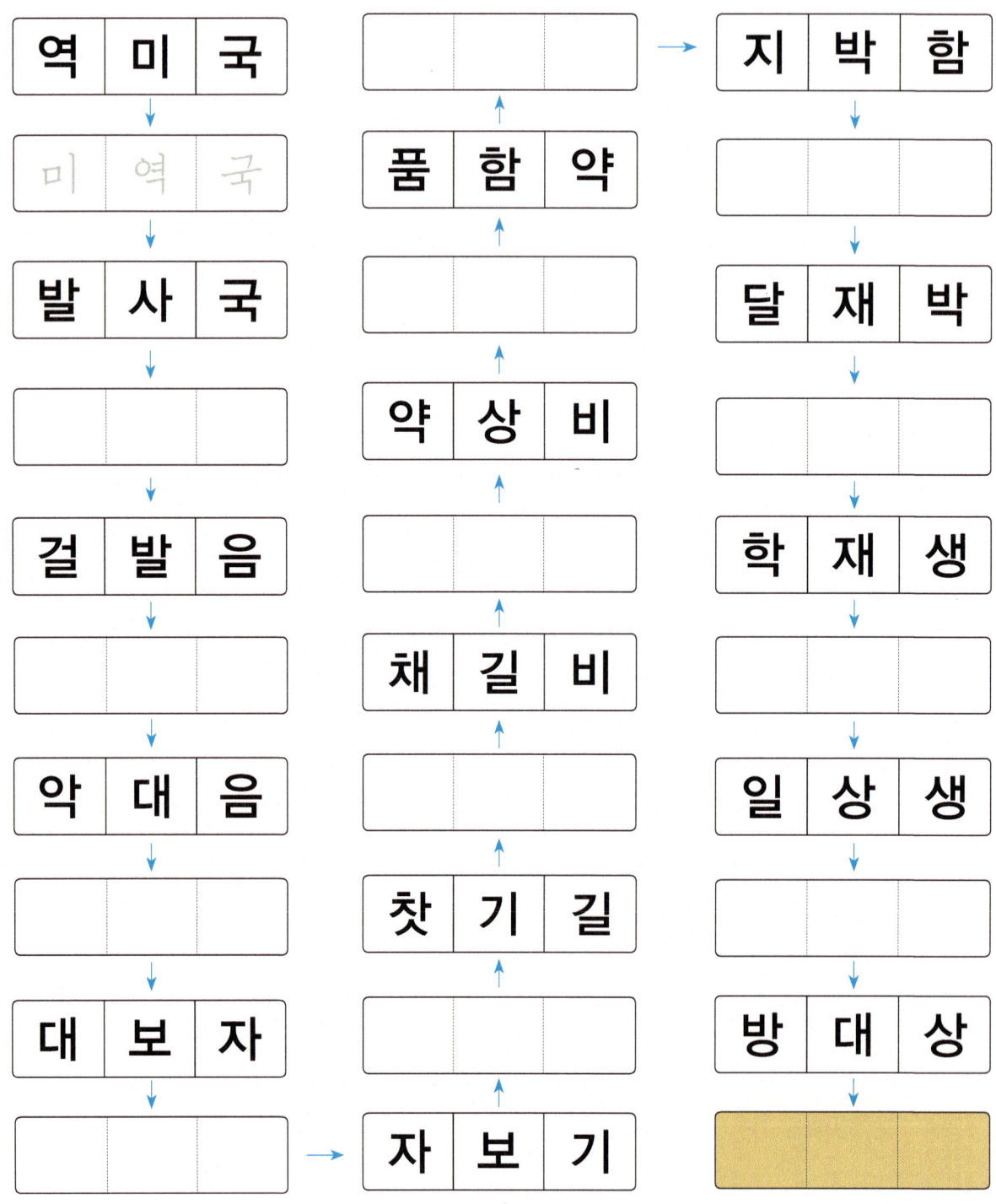

◎ 다음 사진을 보고, 어릴 적 추억이나 감성을 살려 4줄 정도 짧은 동시를 지어볼까요?

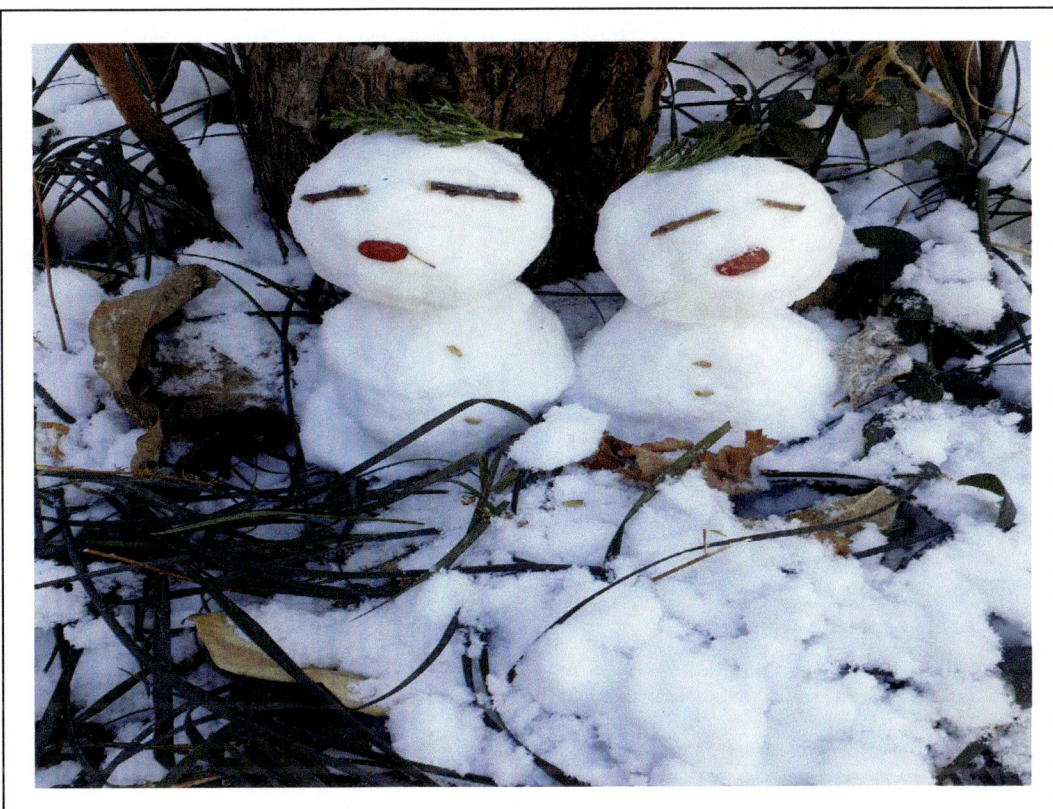

제목
20 . . .   글쓴이

◎ 아래 시계판의 시각을 써보세요.

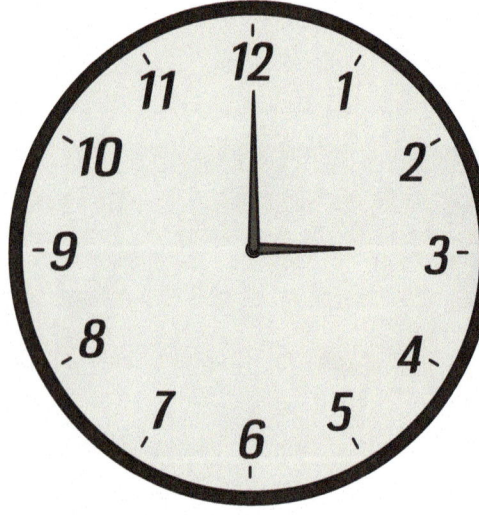 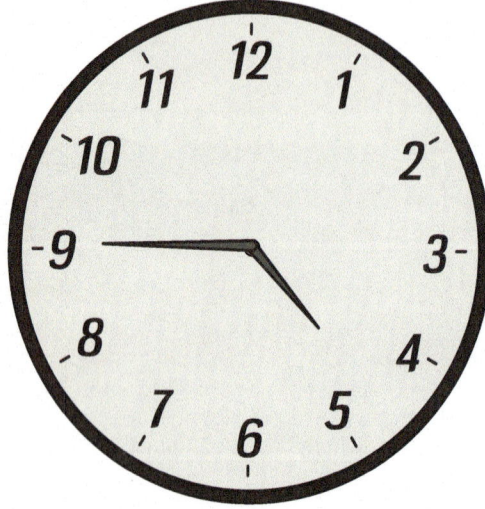

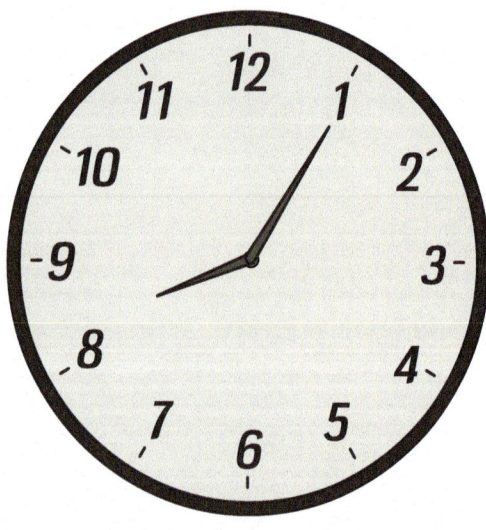 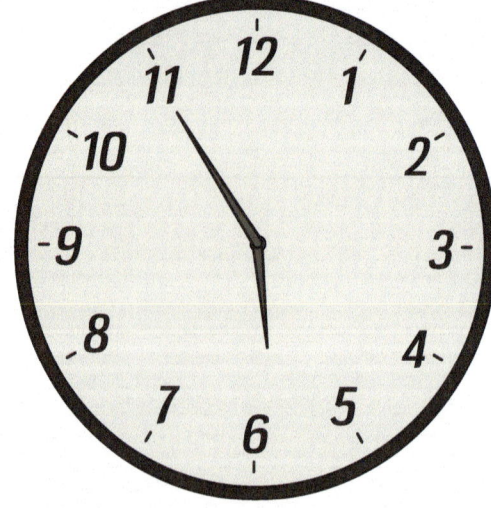

◎ 오늘의 인지학습을 자유롭게 평가해 보시고, 소요시간에 따른 스마일에 색칠도 해보세요.

※ 오늘 인지학습 평가(자유롭게)

   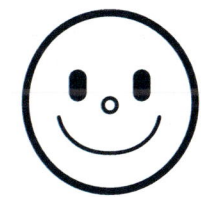

　　　　　　　　　20분 이내　　　20분 이상　　　40분 이상

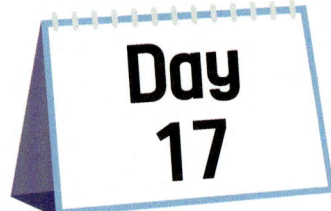 

◎ 다음 그림에는 속담이 숨어 있어요. 어떤 속담인지 연상하여 써보아요.

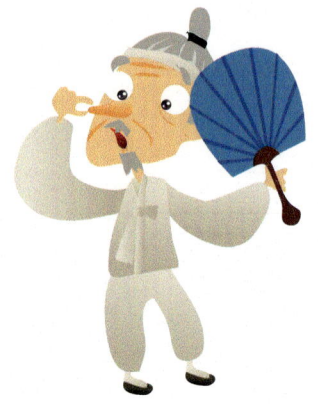

1. 내 코가 석자

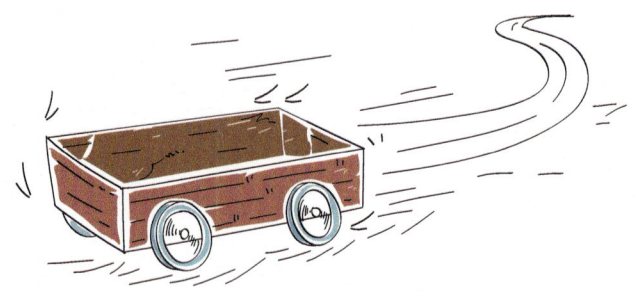

2.

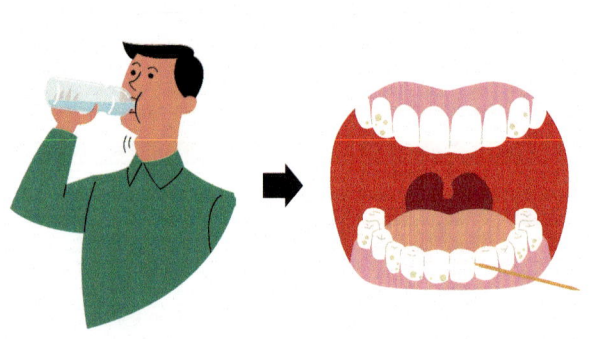

3.

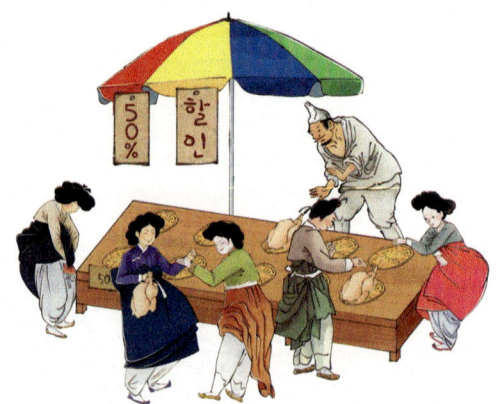

3.

◎ 다음은 점그래프를 공부해 볼까요? 다소 어려울 수 있으나, 집중하면 완성할 수 있어요. 점그래프에 도전해 볼까요?
(점그래프: 집계된 수만큼 점을 찍어 나타내는 그래프)

➡ 최근 20대 100인을 대상으로 과일(딸기, 망고, 바나나, 사과)에 대한 선호도를 조사하였어요. 100인 중 딸기를 좋아하는 사람은 30명, 망고 50명, 바나나 10명으로 집계되었어요. 아래 점그래프를 완성해 보세요.

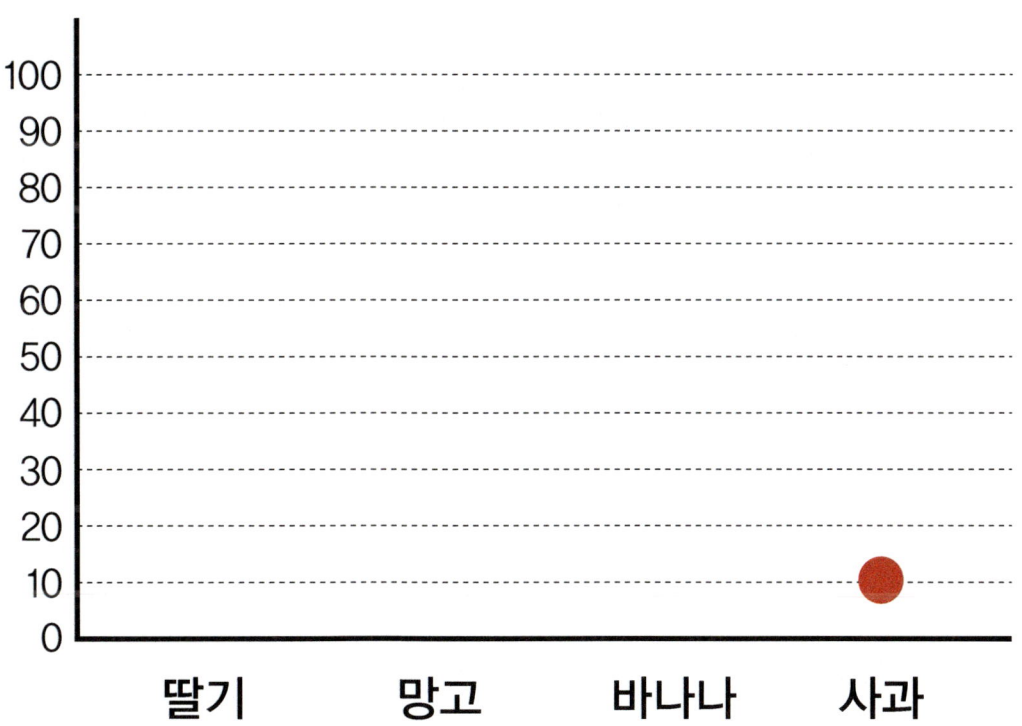

〈20대 과일에 대한 선호도 점그래프〉

◎ 다음은 사랑하는 가족들과의 추억을 그려보는 시간입니다. 가족들과 행복했던 추억을 연필로 그려볼까요?

◎ 다음은 가장 친한 친구에게 편지를 써보는 시간입니다. 하고 싶은 말을 이 편지지에 써보세요. 그리고 사진을 찍어서 그 친구에게 스마트폰으로 보내보세요.

◎ 아래 그림에는 보기에 쓰여진 것들이 숨겨져 있어요. 한번 찾아 볼까요?

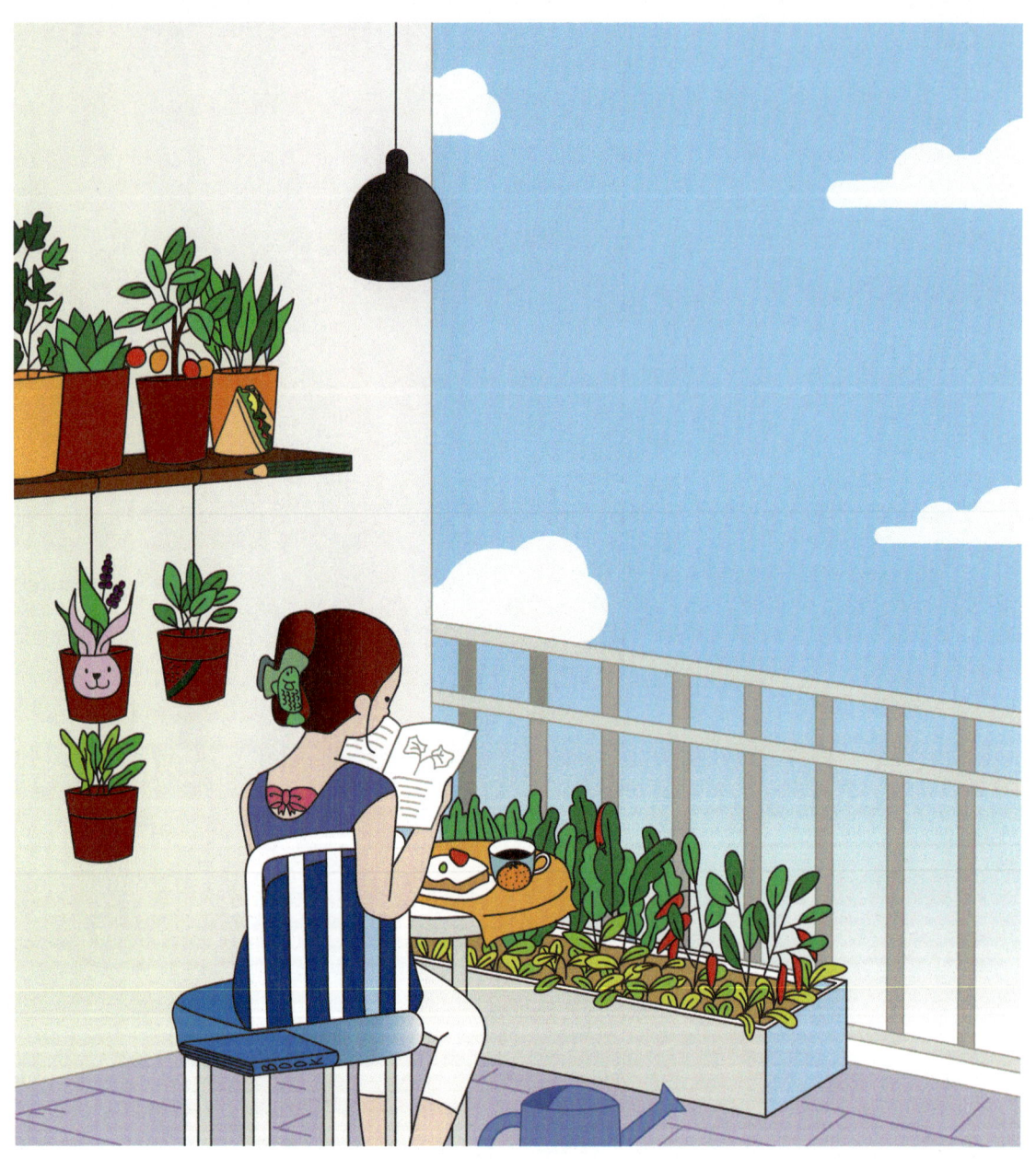

<보기>
리본, 책, 귤, 고추, 토끼, 수박, 연필, 샌드위치, 물고기

◎ 오늘의 인지학습을 자유롭게 평가해 보시고, 소요시간에 따른 스마일에 색칠도 해보세요.

※ 오늘 인지학습 평가(자유롭게)

20분 이내　　20분 이상　　40분 이상

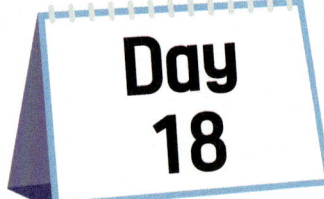

년 월 일 요일

◎ 아래 그림을 보고 연상되는 놀이나 풍경을 적어볼까요?

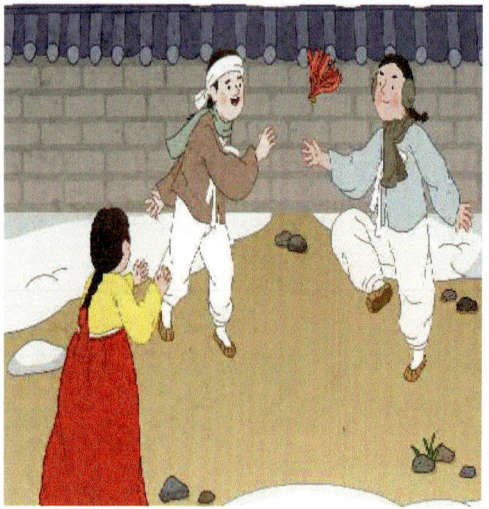

1.

2.

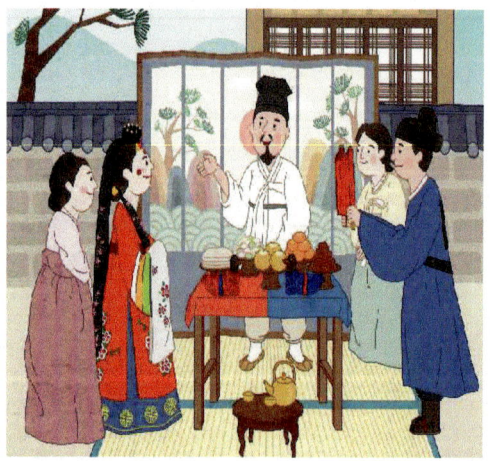

3.

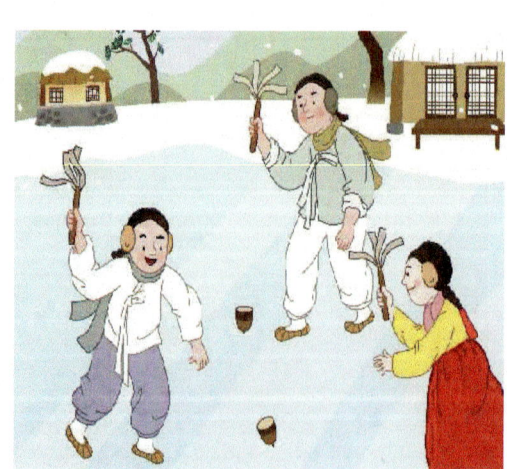

4.

◎ 아래 도형(평면, 입체)의 이름을 찾아 선을 연결해 보아요.

- 오각형
- 직사각형
- 정사각형
- 직육면체
- 정삼각형
- 정육면체
- 원
- 평행사변형
- 육각형
- 원기둥
- 직사각형
- 마름모

◎ 아래 사진은 서울 근교 한 호수입니다. 이 호수를 잘 보호하려면 우리는 어떤 활동을 해야 할까요?

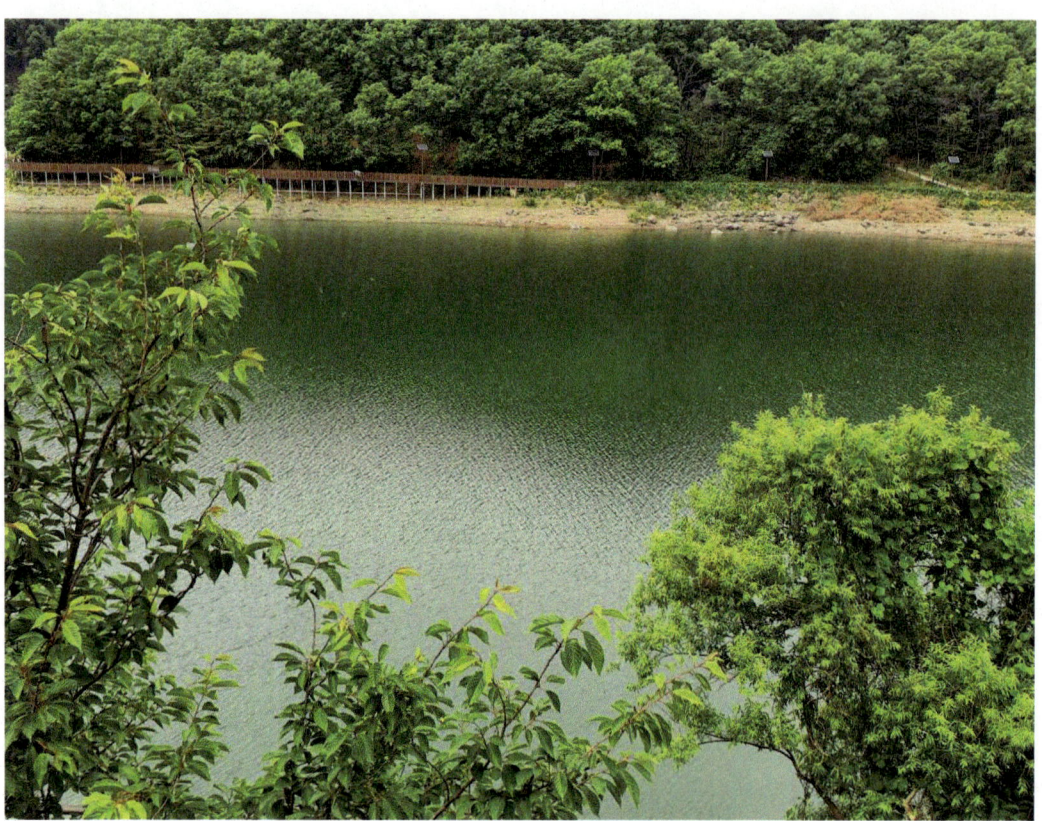

➡

➡

➡

➡

➡

◎ 다음은 두 그림이 있어요. 아래 그림에 다른 부분을 찾아 동그라미(O)로 표시해 보아요.

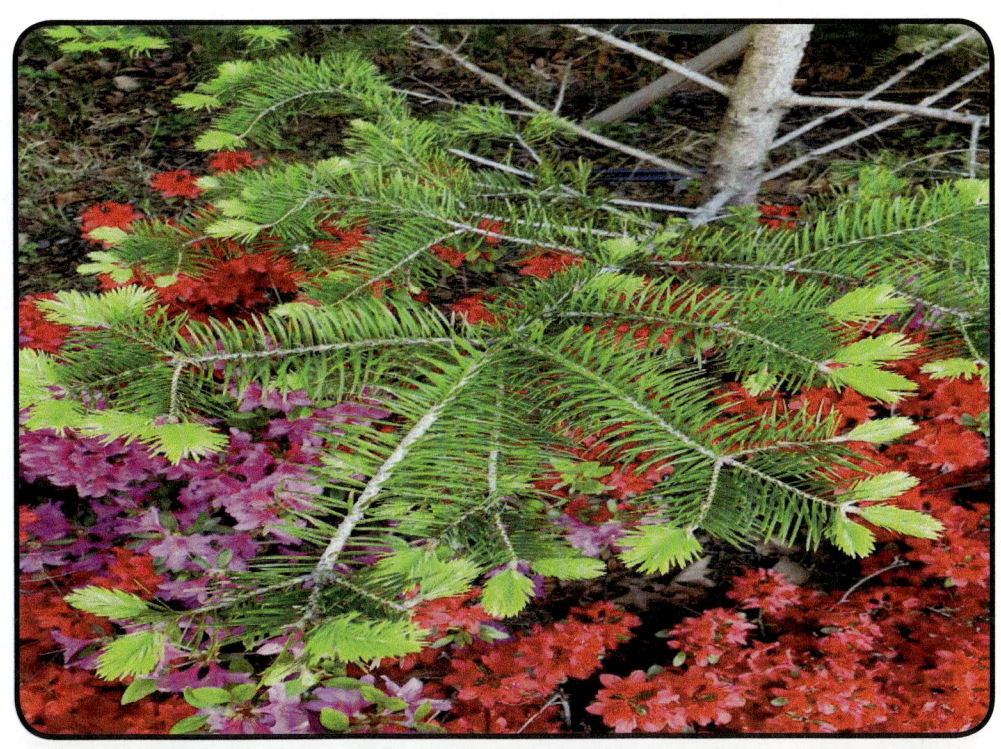

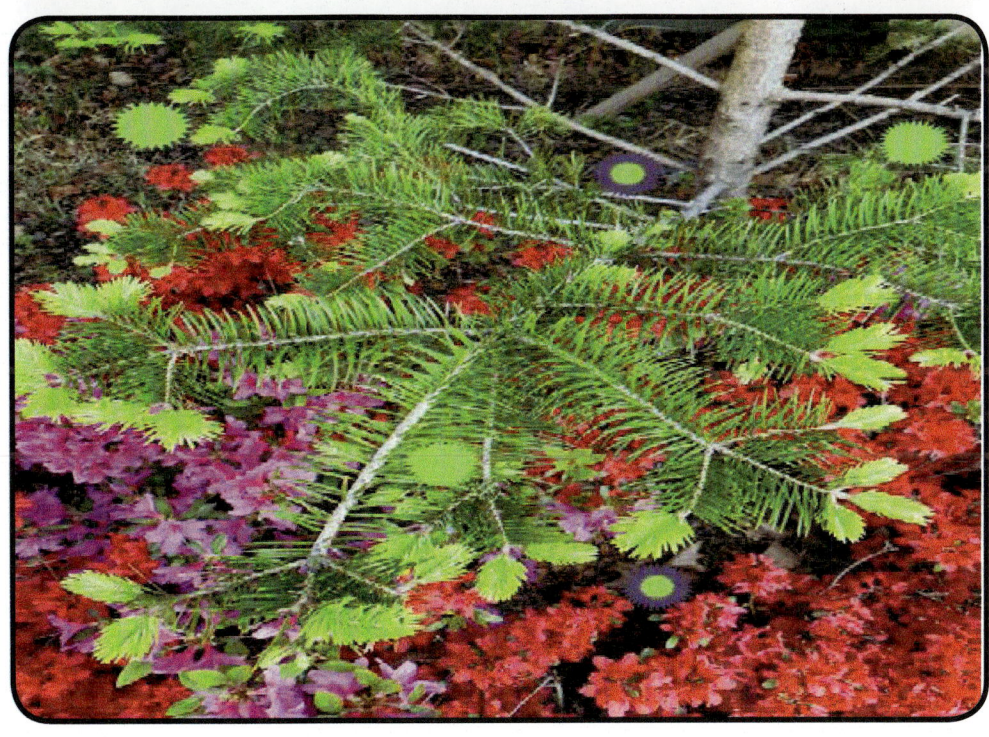

◎ 아래 사진을 보니, 어떤 생각이 떠오르세요?
떠오르는 생각을 적어보세요.

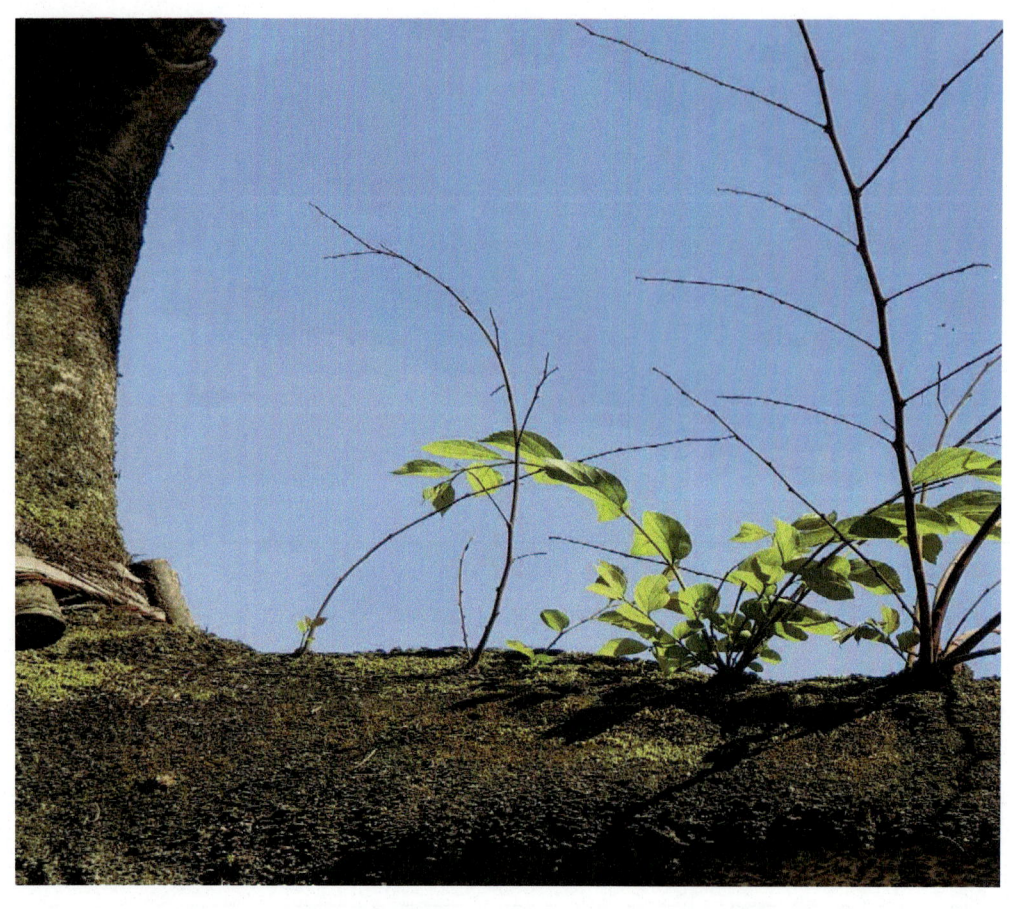

◎ 오늘의 인지학습을 자유롭게 평가해 보시고, 소요시간에 따른 스마일에 색칠도 해보세요.

※ 오늘 인지학습 평가(자유롭게)

20분 이내

20분 이상

40분 이상

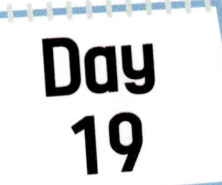

년 월 일 요일

◎ 다음은 빈칸에 올바른 단어를 정렬한 후 끝말잇기를 해보실까요?

재	첨	추
재	추	첨
성	대	첨
운	대	하
늘	소	하
득	세	소

→ | 미 | 련 | 세 |

걸	알	파
알	오	리
카	오	카
니	카	미

→ | 음 | 걸 | 마 |
늘	마	햄
버	햄	거
짓	말	거
놀	말	이

◎ 다음 곱셈식을 완성해 볼까요?

```
    3 0              3 5
×     7          ×     9
─────────        ─────────
  2 1 0          [ ][ ][ ]
```

```
    4 9              5 8
×     4          ×     6
─────────        ─────────
[ ][ ][ ]        [ ][ ][ ]
```

```
    6 7              7 7
×     7          ×     7
─────────        ─────────
[ ][ ][ ]        [ ][ ][ ]
```

◎ 다음은 고슴도치가 아래 미로의 중앙으로 이동하려고 합니다. 그 길을 찾아 그려보세요.

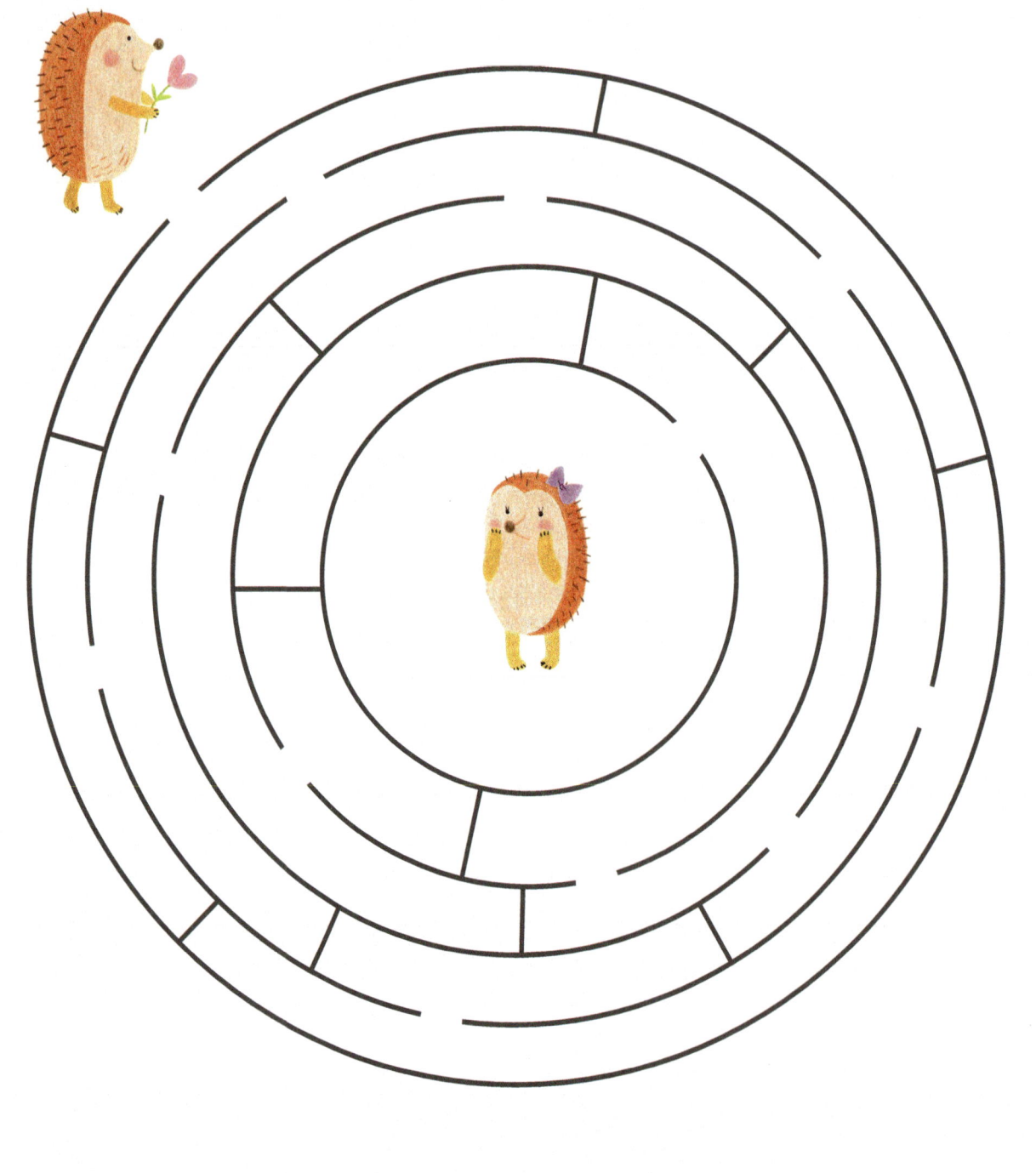

◎ 다음은 띠별 한자를 생각해 보는 시간입니다.
  띠와 한자가 같은 것끼리 연결해 보세요.

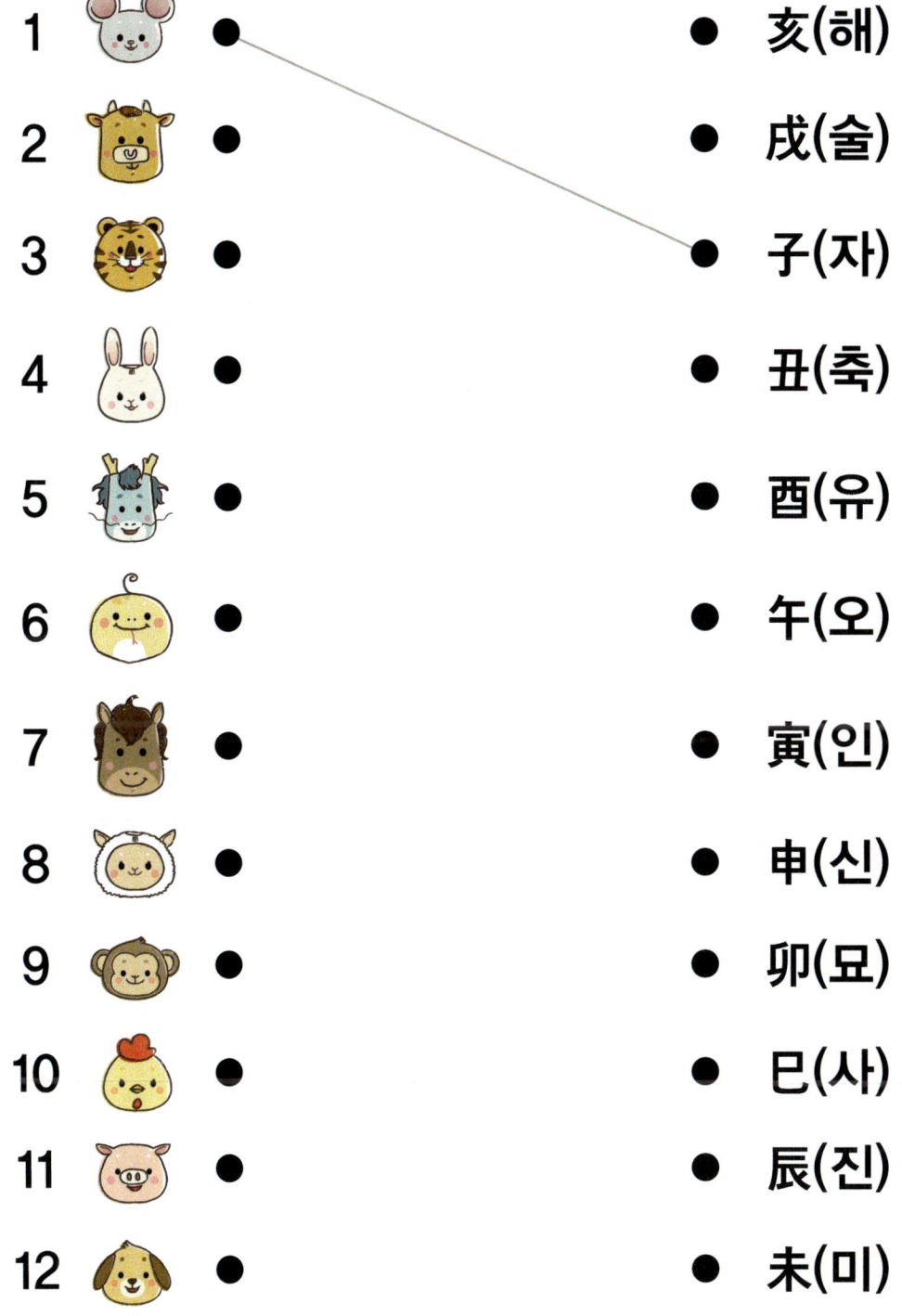

◎ 다음은 띠가 가진 숫자에 따라 덧셈과 뺄셈을 해보아요. 띠별 숫자는 앞쪽을 참고하세요.

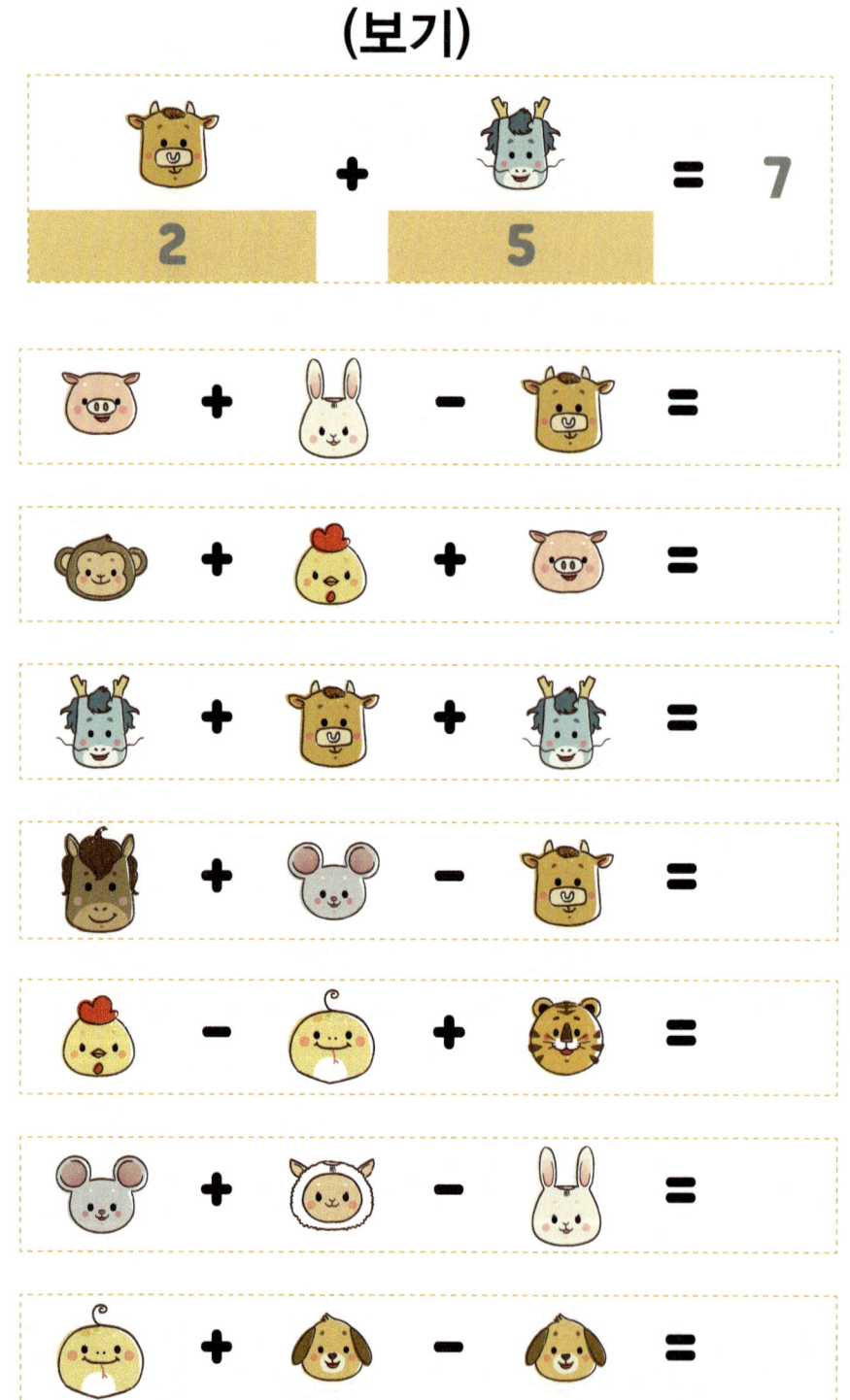

◎ 오늘의 인지학습을 자유롭게 평가해 보시고, 소요시간에 따른 스마일에 색칠도 해보세요.

※ 오늘 인지학습 평가(자유롭게)

　　　　　　　　　20분 이내　　　20분 이상　　　40분 이상

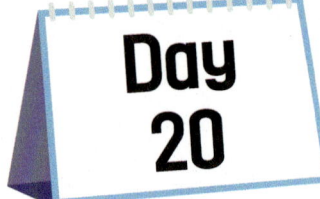

년   월   일   요일

◎ 아래 사진을 보니, 어떤 생각이 떠오르실까요?
  소담스럽게 핀 넝쿨장미를 예쁘게 스케치해 보세요.
  스케치는 꾸준히 연습하면 잘 할 수 있어요.

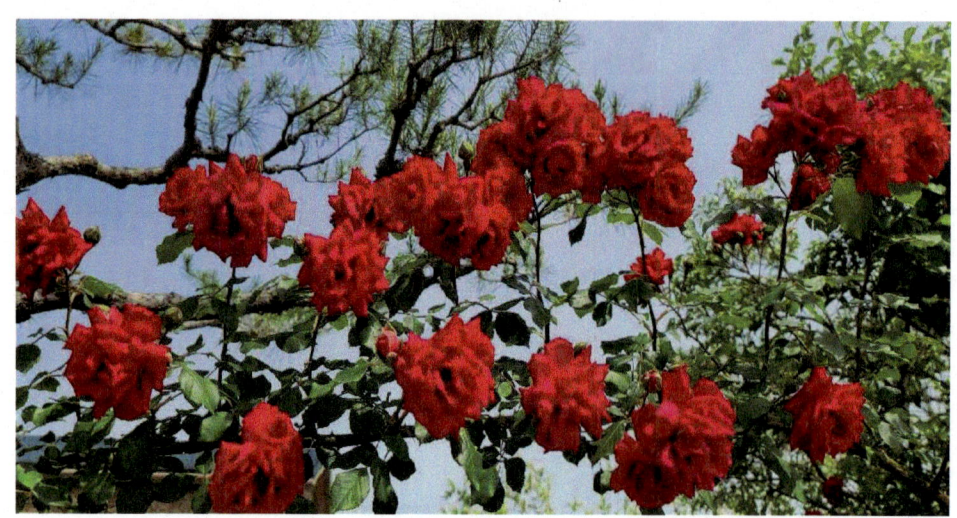

◎ 이제부터는 틈틈이 영어를 공부하시면 어떨까요? 아래 문장을 큰소리로 5회 읽고, 빈칸에 영어문장을 써보세요.

Study every day.
[스터디 에브리 데이]
매일 공부하세요.

_____

Take a walk every day.
[테익 어 웍 에브리 데이]
매일 산책하세요.

_____

Eat healthy food every day.
[잇 헬씨 푸드 에브리 데이]
매일 건강한 음식을 드세요.

_____

◎ 다음은 같은 그림 중에서 다른 그림을 찾아보려고 합니다. 다른 그림에 동그라미(O)를 하세요.

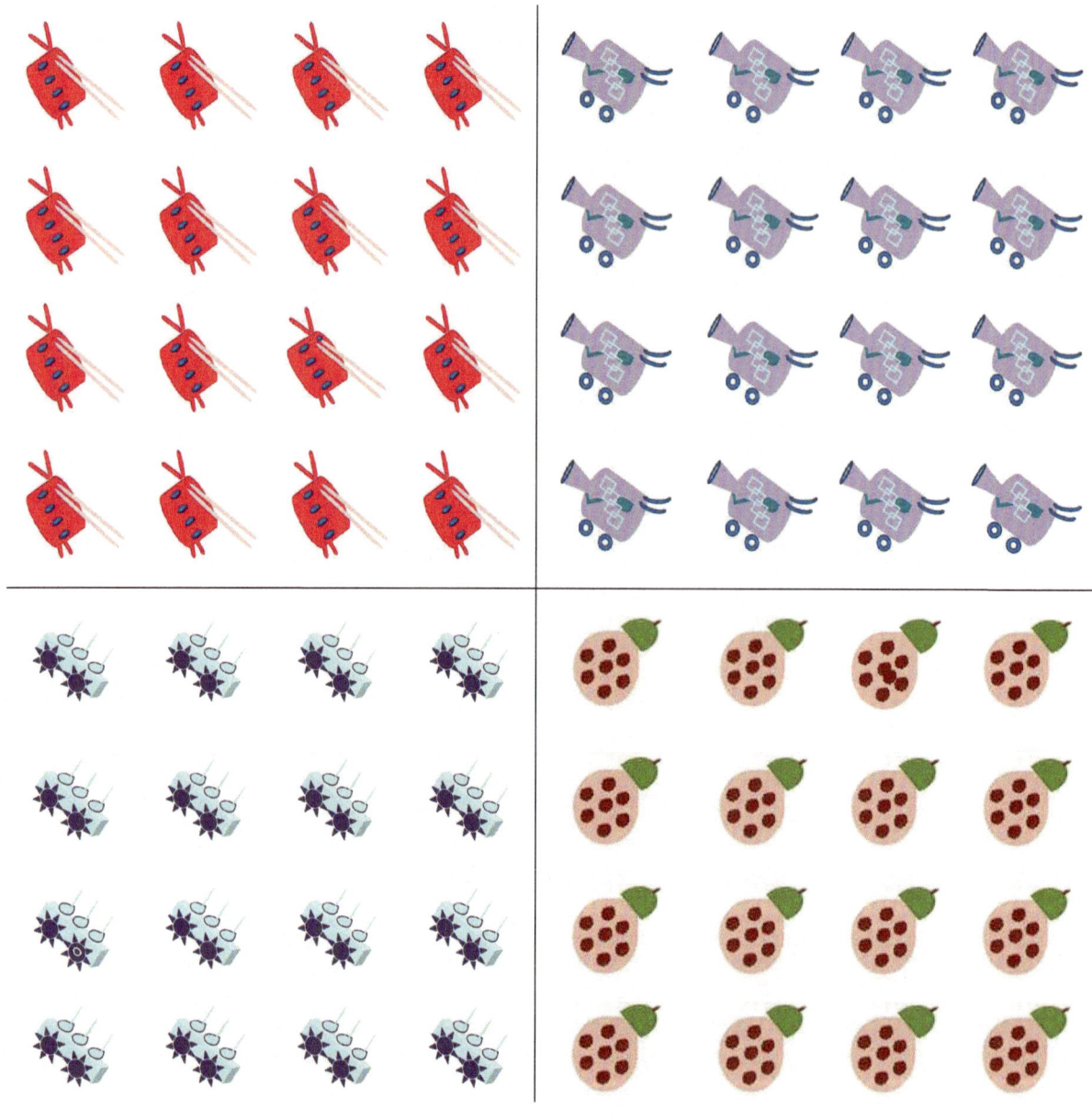

◎ 다음 바닷 속 풍경입니다. 위, 아래 그림을 비교하고, 다른 부분을 찾아 아래 그림에 동그라미(O)를 하세요.

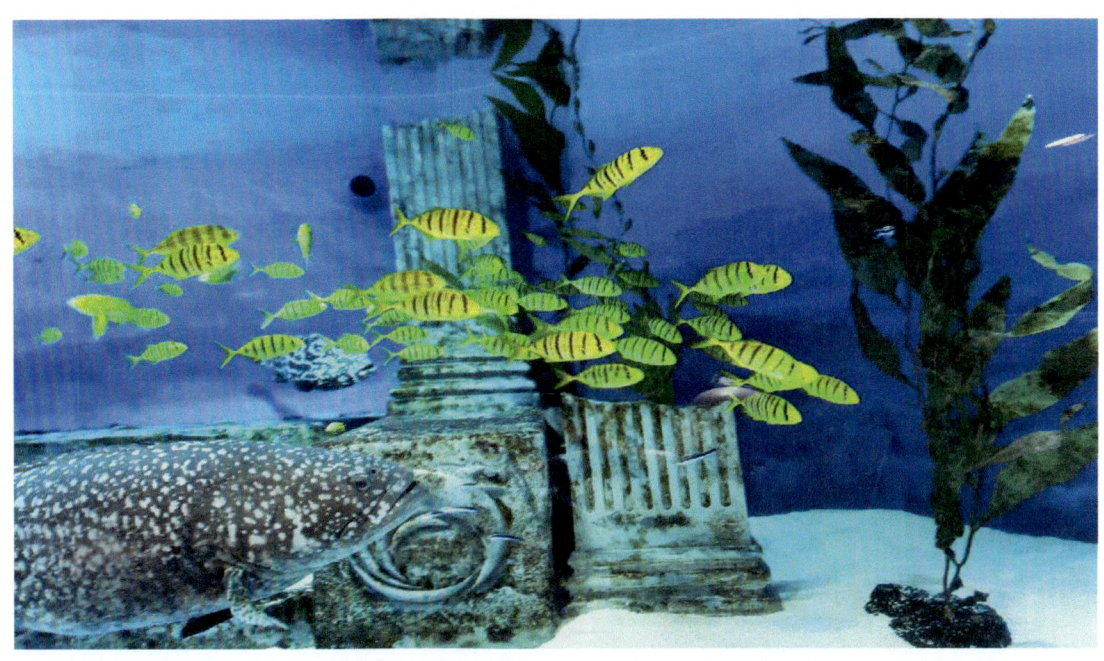

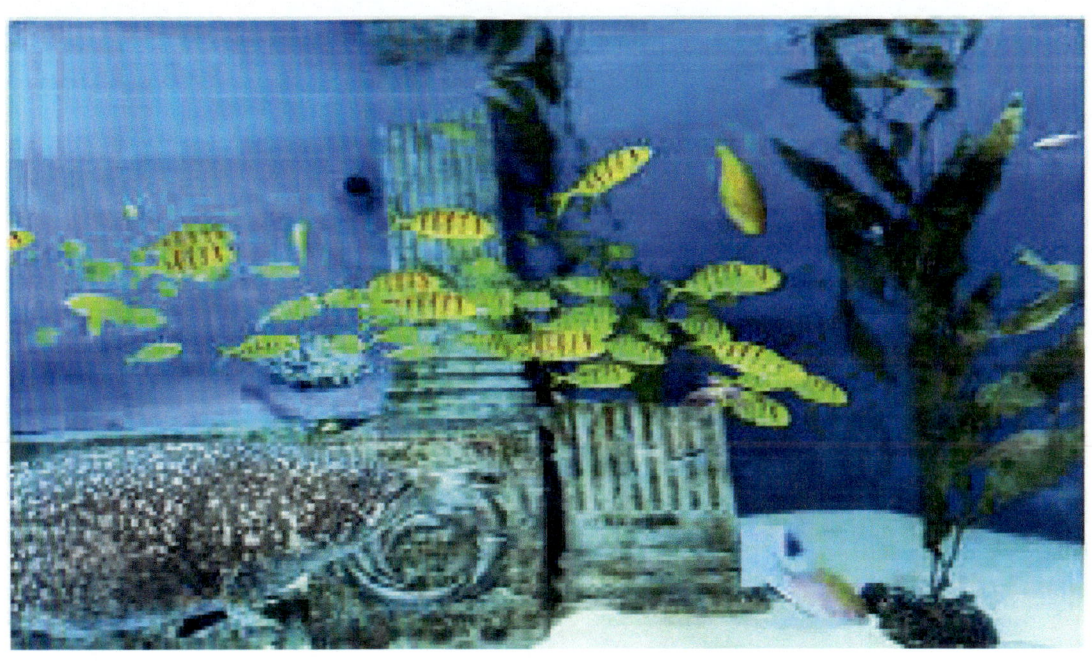

◎ 다음은 여름철 별미 "수박 화채"를 만들어 보려고 합니다. 수박화채 만드는 재료를 색깔 동그라미 안에 써볼까요?

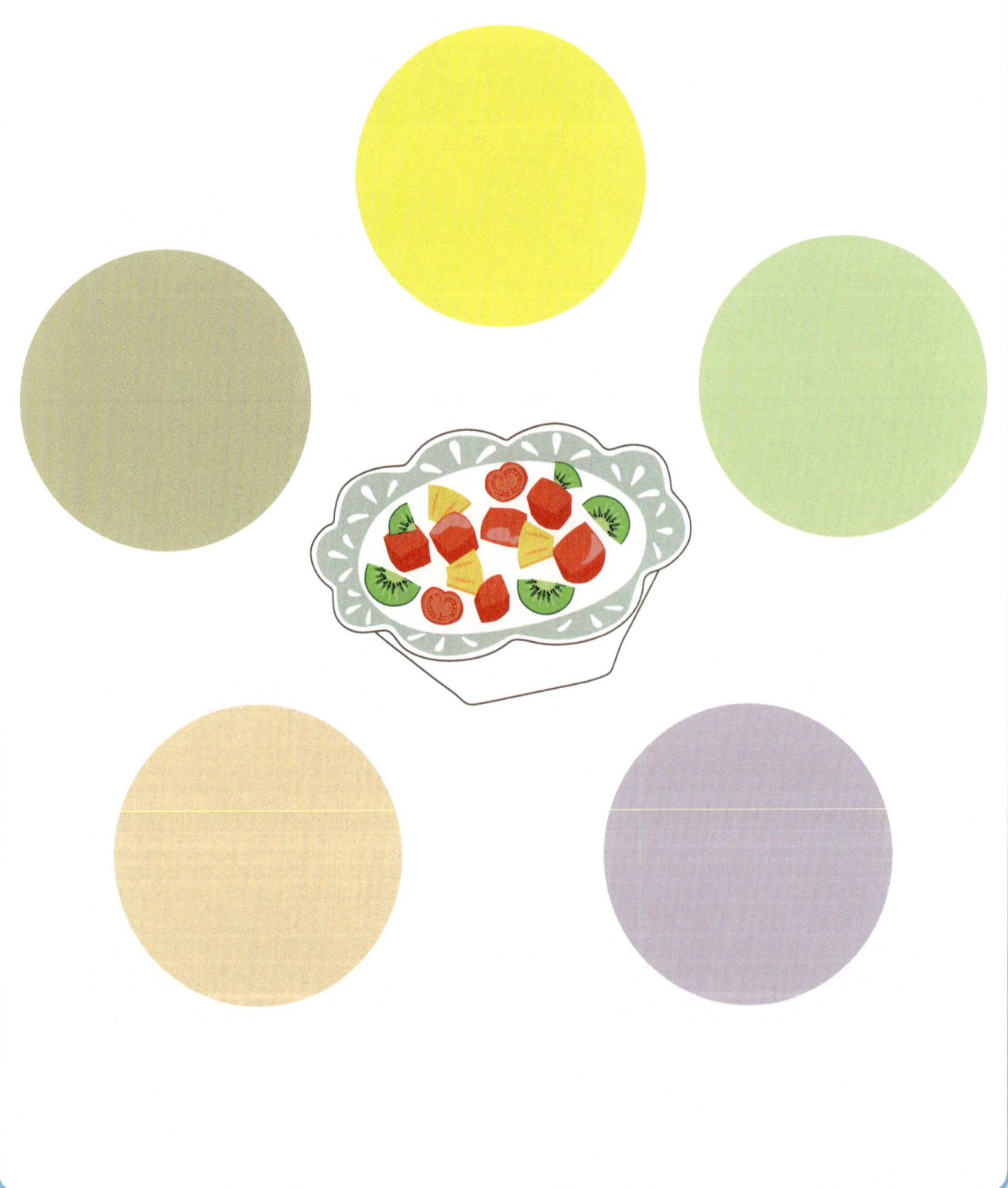

◎ 오늘의 인지학습을 자유롭게 평가해 보시고,
   소요시간에 따른 스마일에 색칠도 해보세요.

※ 오늘 인지학습 평가(자유롭게)

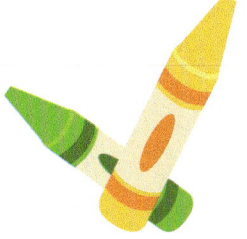   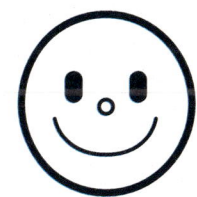

　　　　　　　　　20분 이내　　　20분 이상　　　40분 이상

5장 해답

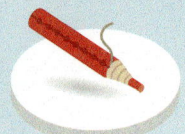

Day 2 (18쪽 ~ 24쪽)

① ! 하 요 세 녕 안
　안 녕 하 세 요 !

② 시 . 다 부 합 공
　공 부 합 시 다 .

③ 심 다 히 합 열 시
　열 심 히 합 시 다

④ 시 매 ! 합 다 일
　매 일 합 시 다 !

루		망		시	막	몰		
알	걸		트		물		기	뻥
죽	술	천	우	촉	엉	팡	립	송
	풀	농	부	일	기		철	박	컬
멍		머	당	삭	대	슴	굴	수
눙	농		만	형		한		수
	옹	무	부	팡	총	음	민	록	펑
앙	뺑	홀	당		오	임		국	옴
올		미	슴	파	남	서	이	롬
	옹	갈	솜	앙		날		으

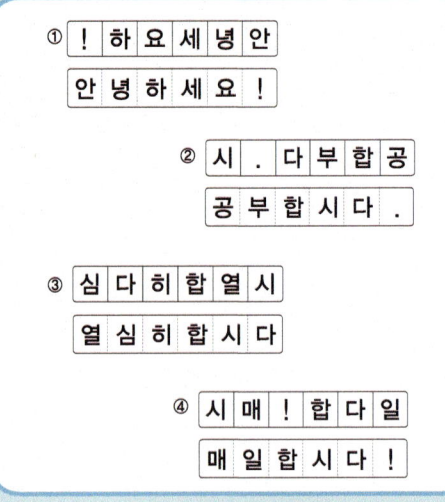

① ㅇ ㄹ 말
　얼 룩 말

② ㅋ ㅃ 소
　코 뿔 소

③ ㅂ 엉 ㅇ
　부 엉 이

④ 까 ㅌ ㄹ
　까 투 리

⑤ ㅁ 자 ㄹ
　물 자 라

⑥ ㅋ ㄲ ㄹ
　코 끼 리

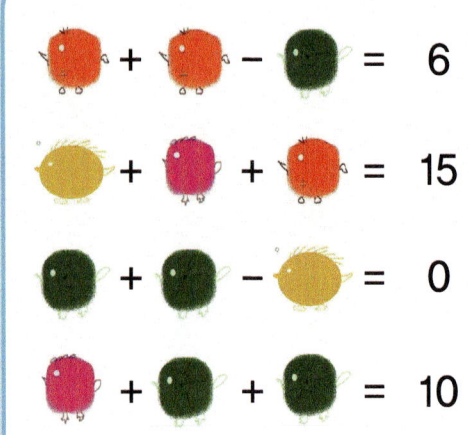

140

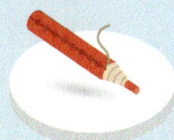

Day 3 (25쪽 ~ 30쪽)

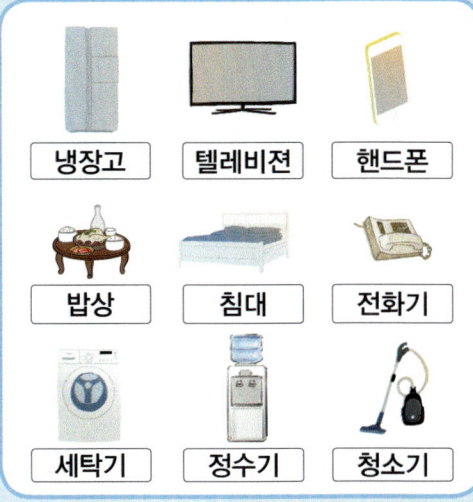

냉장고 텔레비전 핸드폰
밥상 침대 전화기
세탁기 정수기 청소기

(3)개

(문어)

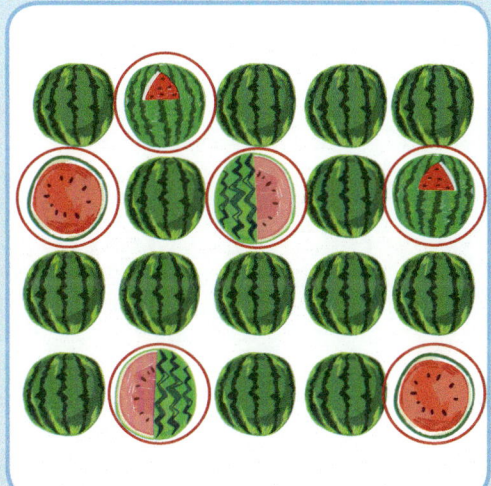

➡ 낫 놓고 기역자도 모른다.

➡ 시작이 반이다.

➡ 하룻강아지 범 무서운 줄 모른다.

➡ 티끌모아 태산이다.

➡ 가랑비에 옷 젖는 줄 모른다.

141

Day 4 (31쪽 ~ 36쪽)

① 주 까 아 리
아 주 까 리

④ 도 나 무 포
포 도 나 무

② 하 수 백 오
백 하 수 오

⑤ 과 무 사 나
사 과 나 무

③ 미 리 돌 나
돌 미 나 리

⑥ 굴 장 덩 미
덩 굴 장 미

1	2	3	4	5	6	7	8	9	10
11	12	13	14	15	16	17	18	19	20
21	22	23	24	25	26	27	28	29	30
31	32	33	34	35	36	37	38	39	40
41	42	43	44	45	46	47	48	49	50
51	52	53	54	55	56	57	58	59	60
61	62	63	64	65	66	67	68	69	70
71	72	73	74	75	76	77	78	79	80
81	82	83	84	85	86	87	88	89	90
91	92	93	94	95	96	97	98	99	100

(10)송이

➡ (계단)

➡ (창문)

➡ (지팡이)

(4)마리

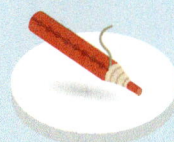

Day 5 (37쪽 ~ 41쪽)

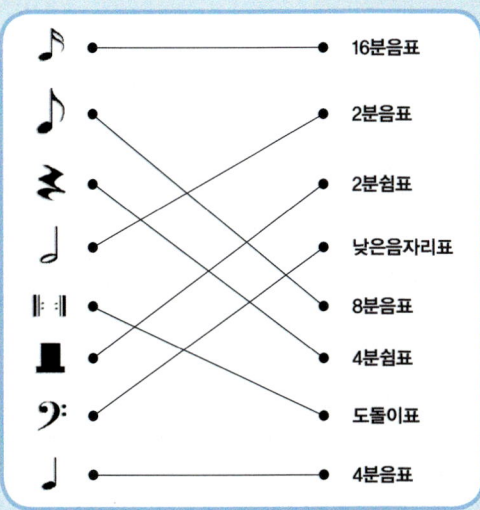

1. 그림의 떡
2. 계란으로 바위치기
3. 10손가락 깨물어서 안 아픈 손가락 없다.
4. 말한마디에 천냥 빚을 갚는다.

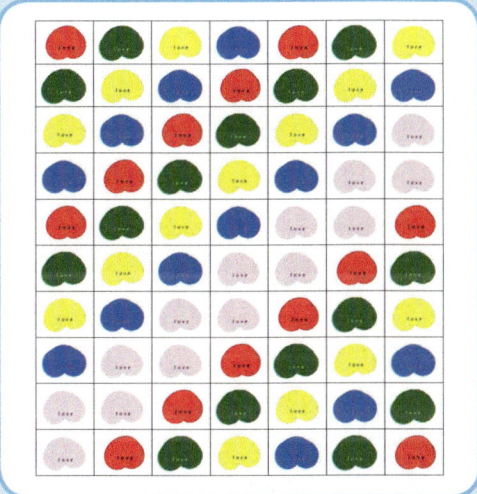

(5)개

Day 6 (44쪽 ~ 49쪽)

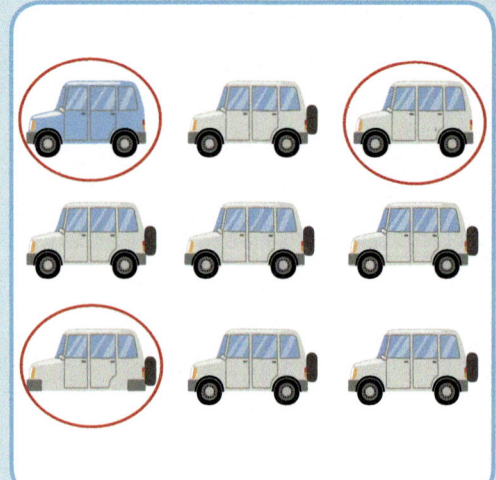

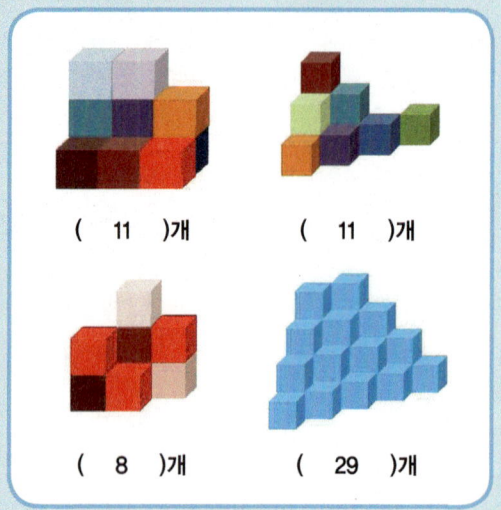

(11)개   (11)개

(8)개   (29)개

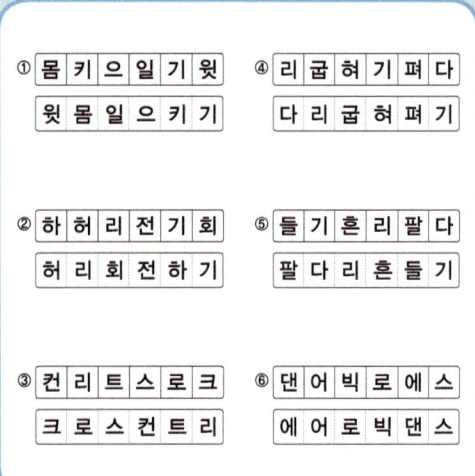

① 몸 키 으 일 기 윗 → 윗 몸 일 으 키 기
④ 리 굽 혀 기 펴 다 → 다 리 굽 혀 펴 기
② 하 허 리 전 기 회 → 허 리 회 전 하 기
⑤ 들 기 흔 리 팔 다 → 팔 다 리 흔 들 기
③ 컨 리 트 스 로 크 → 크 로 스 컨 트 리
⑥ 댄 어 빅 로 에 스 → 에 어 로 빅 댄 스

14	+	12	=	24	+	2
75	−	27	<	98	−	15
9	×	9	=	80	+	1
37	−	17	<	34	−	12
21	+	4	<	20	+	21
80	−	9	>	32	+	29

1. 모란
2. 연산홍
3. 무궁화
4. 튤립

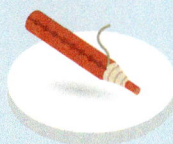

Day 7 (50쪽 ~ 55쪽)

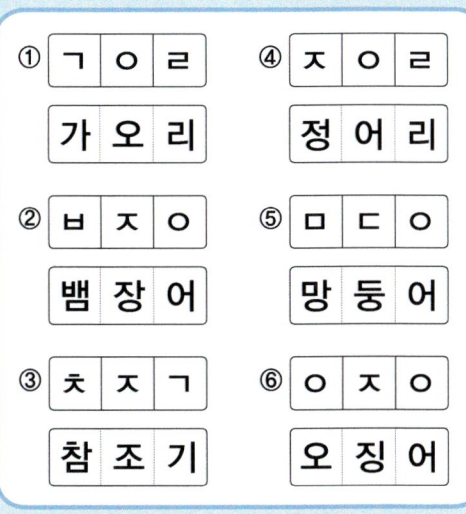

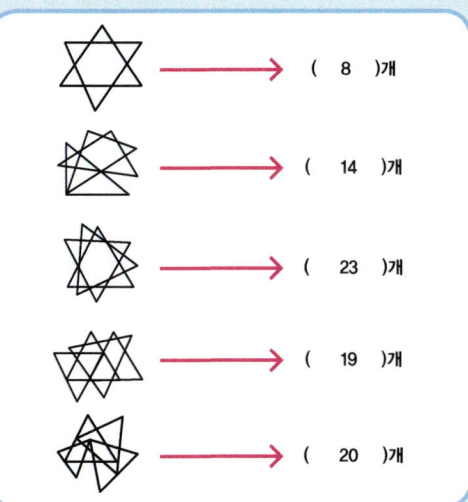

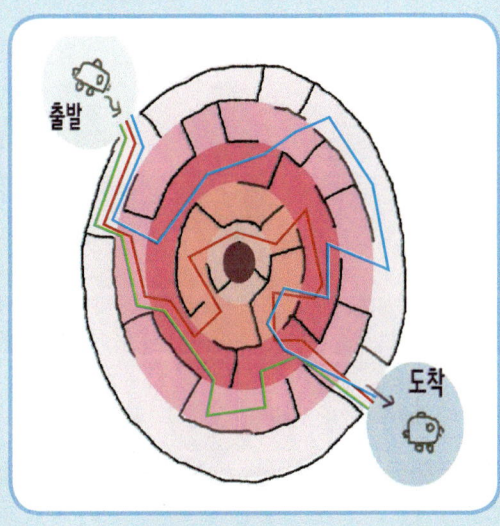

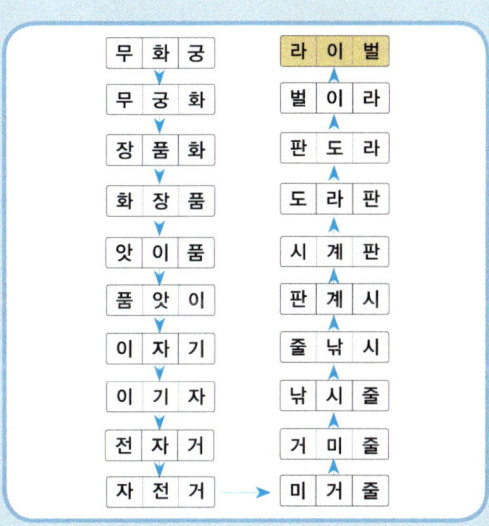

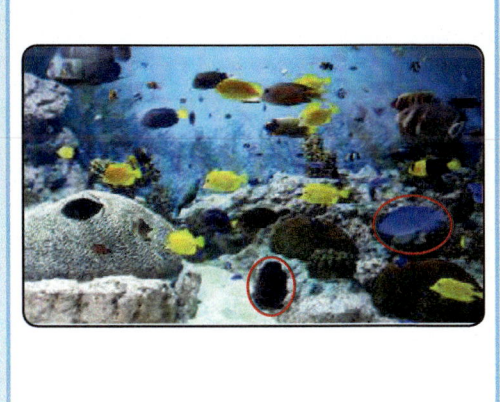

Day 8 (56쪽 ~ 61쪽)

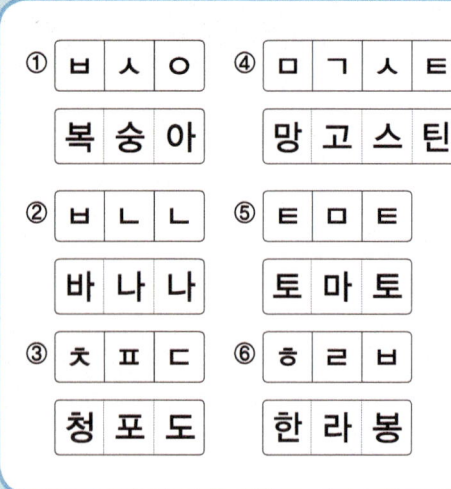

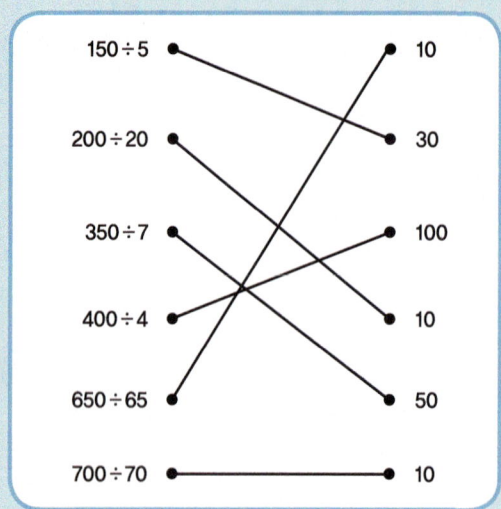

1. 대한민국
2. 민주주의
3. 태극기
4. 무궁화
5. 서울
6. 제주도

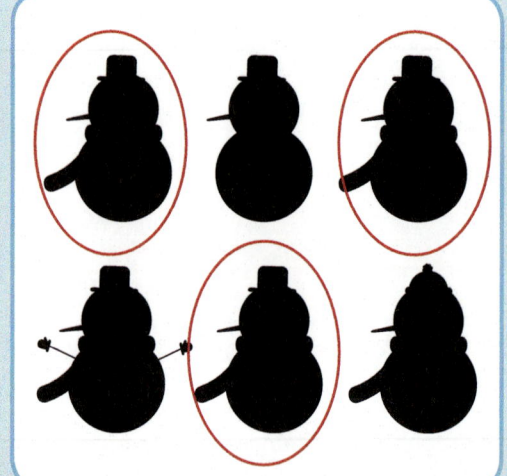

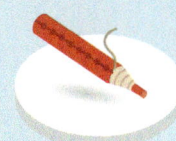

Day 9 (62쪽 ~ 67쪽)

① 무 궁 화
② 다 반 사
③ 자 동 차

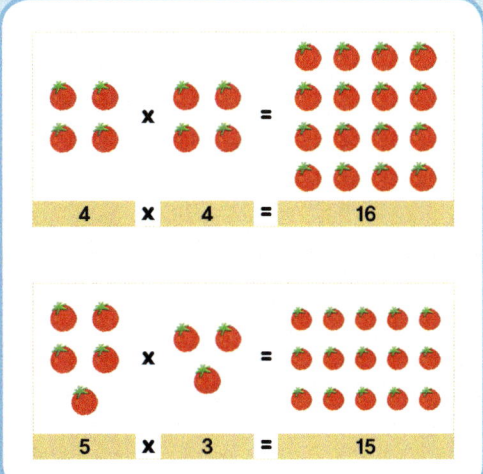

(5)호선
(5)정거장

애국가

예) 파란 잠자리채를 들고 있는 어린이가 잔디밭에서 날아다니는 고추잠자리를 잡으려고 열심히 뛰고 있습니다.

Day 10 (68쪽 ~ 73쪽)

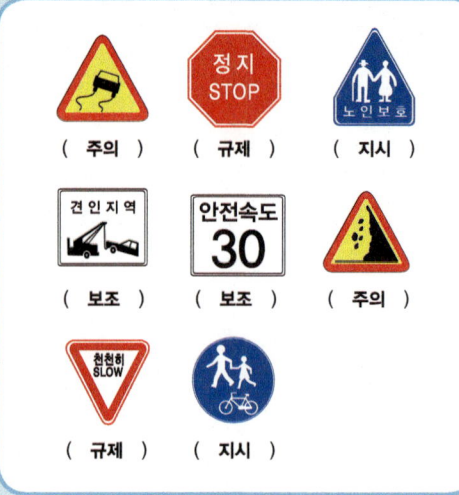

1. 여기는 "견인지역"입니다.
   정답 (8)
2. 주행 시 "앞지르기 금지"합니다.
   정답 (5)
3. "좌측 방향"으로 가세요.
   정답 (4)
4. "장애인보호구역"입니다.
   정답 (2)

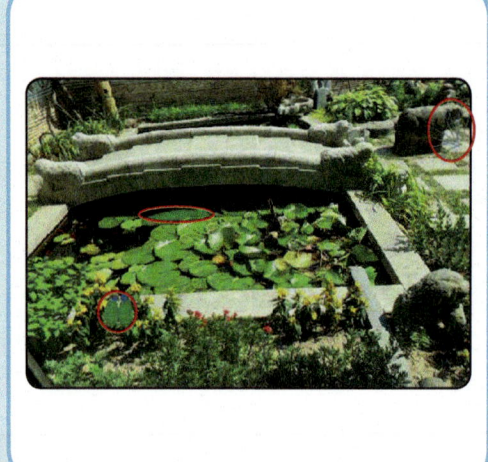

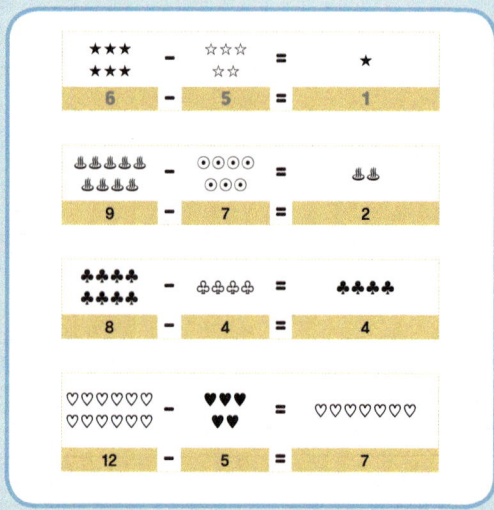

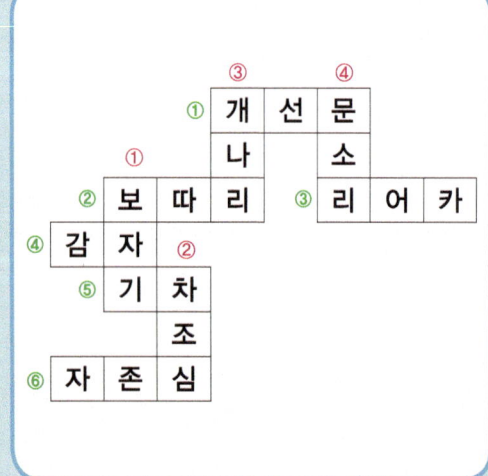

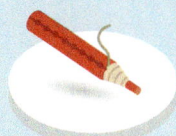

Day 11 (76쪽 ~ 81쪽)

4	3	2	1
2	1	4	3
1	4	3	2
3	2	1	4

2	3	1	4
4	1	3	2
1	2	4	3
3	4	2	1

3	5	4	6	2	1
6	2	1	3	5	4
4	3	5	1	6	2
2	1	6	4	3	5
5	4	3	2	1	6
1	6	2	5	4	3

3	5	4	6	2	1
6	2	1	3	5	4
4	3	5	1	6	2
2	1	6	4	3	5
5	4	3	2	1	6
1	6	2	5	4	3

149

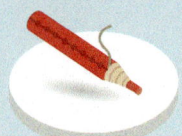

Day 12 (82쪽 ~ 87쪽)

① 청기공정기 / 공기청정기
② 청기소공진 / 진공청소기
③ 탁드세럼기 / 드럼세탁기
④ 쓰봉기레투 / 쓰레기봉투
⑤ 래빨대조건 / 빨래건조대
⑥ 쿨스링러프 / 스프링쿨러

1	2	3	1	2	3	1
4	5	4	5	4	5	4
6	7	7	6	7	7	6
8	8	9	8	8	9	8
10	10	10	11	11	11	10
12	12	13	13	12	12	13
14	14	15	15	16	16	17
18	19	19	18	19	19	18

➡ 정답(불국사)

➡ 정답(해인사)

① 놀람 ② 사랑 ③ 슬픔
④ 기쁨 ⑤ 당황 ⑥ 분노
⑦ 우울 ⑧ 짜증 ⑨ 호기심

➡ Good morning.

➡ Have a happy day.

➡ Life is really fun.

Day 13 (88쪽 ~ 93쪽)

① 음(한글) ➡ 지 피 지 기 백 전 백 승
   뜻 ➡ 적을 알고 나를 알면 백번 싸워도 백번 이김.

② 음(한글) ➡ 오 비 이 락
   뜻 ➡ 까마귀 날자 배 떨어진다는 뜻으로, 아무 관계도 없이 한 일이 공교롭게도 때가 같아 억울하게 의심을 받거나 난처한 위치에 서게 됨을 이르는 말.

③ 음(한글) ➡ 결 자 해 지
   뜻 ➡ 매듭을 묶은 자가 풀어야 한다는 뜻으로, 일을 저지른 사람이 일을 해결해야 함을 비유함.

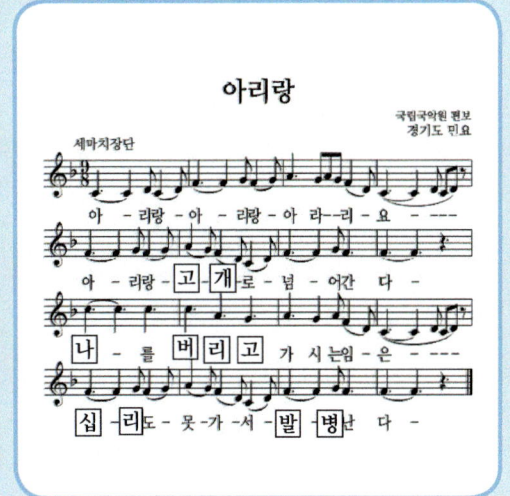

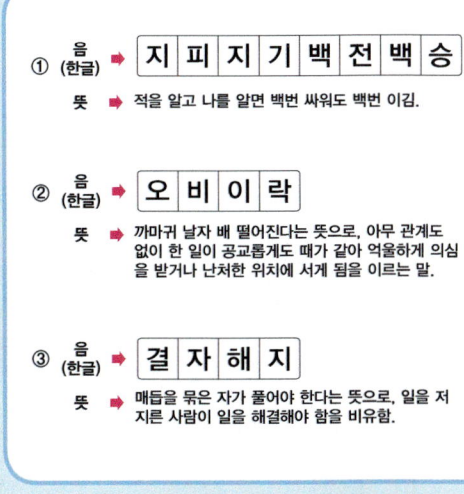

거문고   북
장구   피리

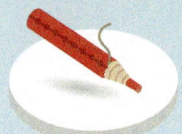 **Day 14 (94쪽 ~ 99쪽)**

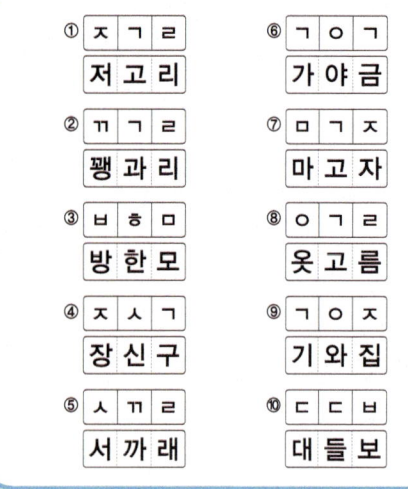

① ㅈㄱㄹ 저고리	⑥ ㄱㅇㄱ 가야금
② ㄲㄱㄹ 꽹과리	⑦ ㅁㄱㅈ 마고자
③ ㅂㅎㅁ 방한모	⑧ ㅇㄱㄹ 옷고름
④ ㅈㅅㄱ 장신구	⑨ ㄱㅇㅈ 기와집
⑤ ㅅㄲㄹ 서까래	⑩ ㄷㄷㅂ 대들보

(2,660)원

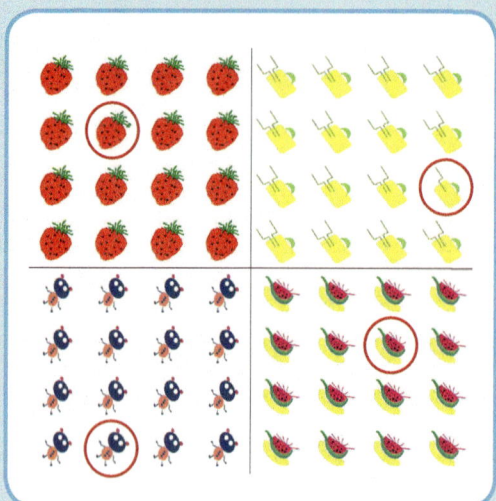

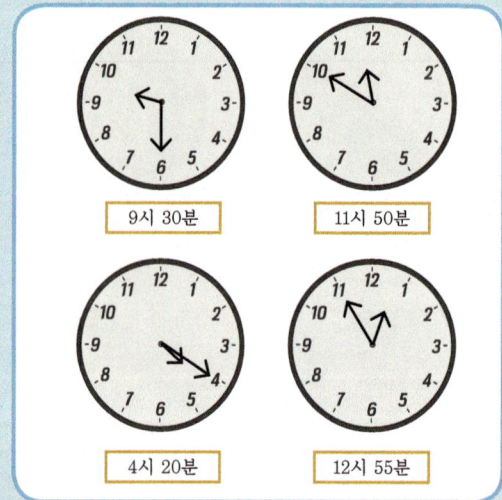

9시 30분   11시 50분
4시 20분   12시 55분

Day 15 (100쪽 ~ 105쪽)

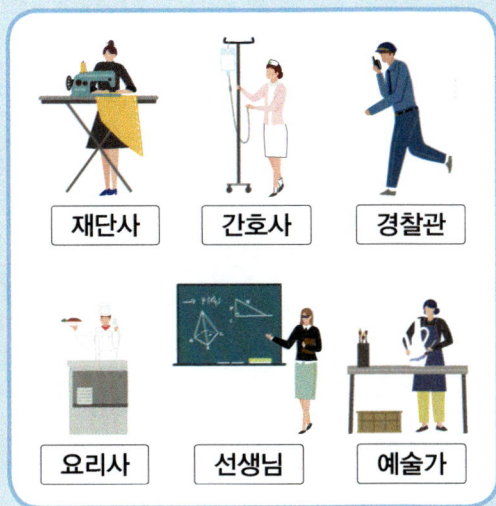

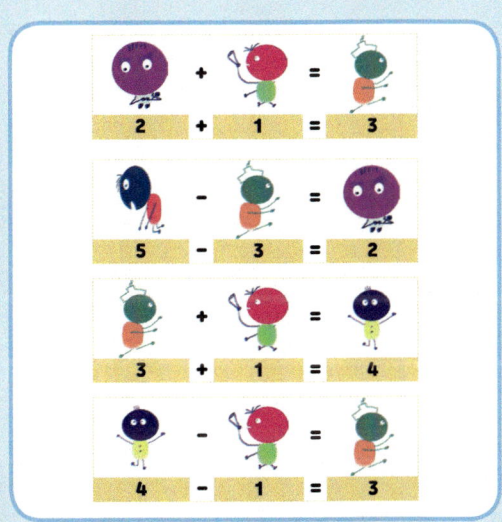

(205,000)원

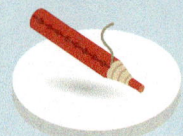

Day 16 (108쪽 ~ 113쪽)

바나나, 귤, 토마토, 버섯, 가지, 시금치, 브로콜리, 당근, 아스파라거스, 오이, 배추.

(　23,500　)원

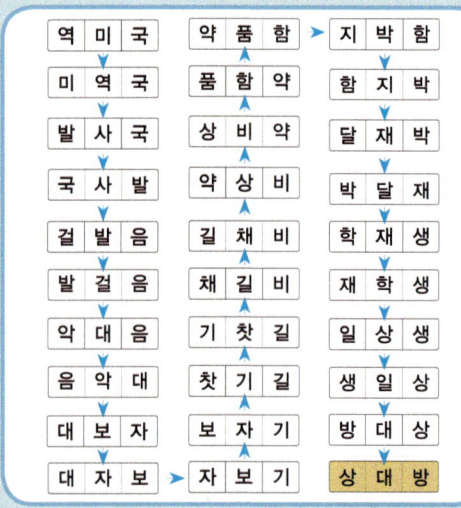

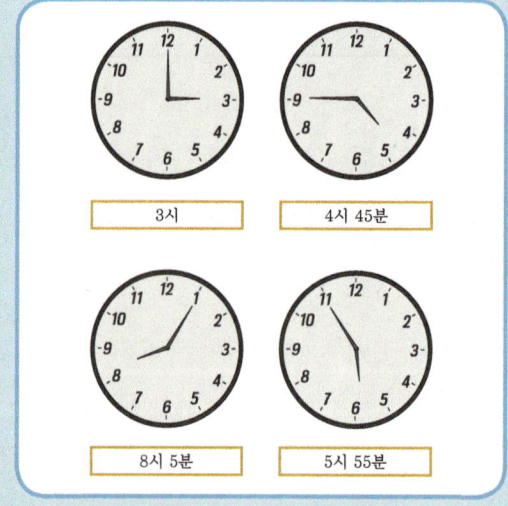

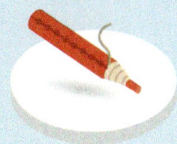

Day 17 (114쪽 ~ 119쪽)

1. 내 코가 석자

2. 빈 수레가 요란하다.

3. 냉수 먹고 이 쑤시기

4. 가는 날이 장날

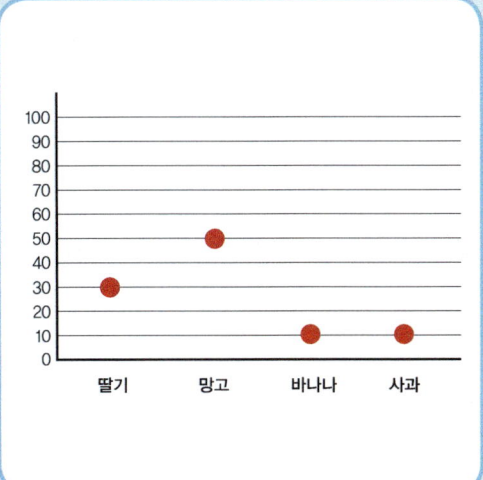

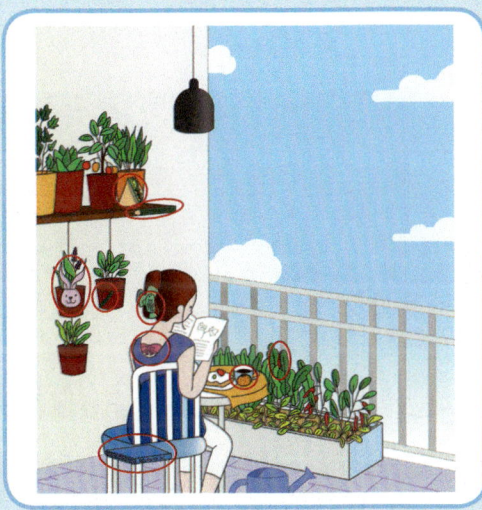

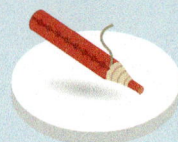

Day 18 (120쪽 ~ 125쪽)

1. 제기차기
2. 물고기 잡기
3. 전통 결혼식
4. 팽이놀이

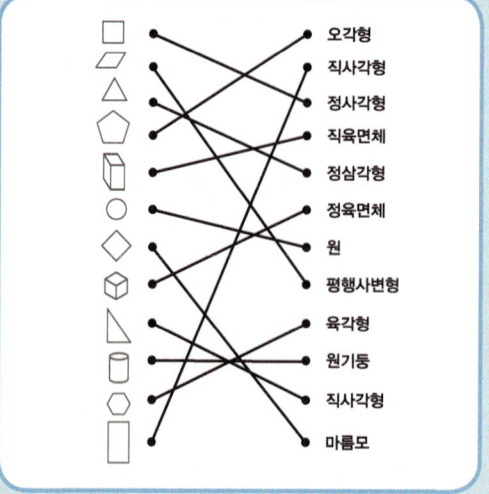

➡ 모든 물건 아껴쓰기

➡ 자전거 타기

➡ 오염물질 배출하지 않기

➡ 쓰레기 분리하여 버리기

➡ 플라스틱 사용하지 않기

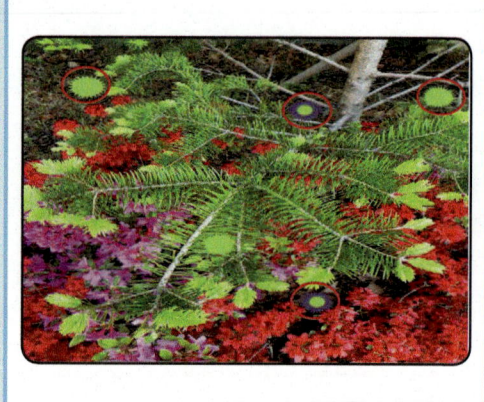

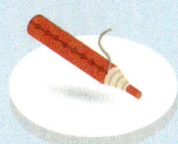

Day 19 (126쪽 ~ 131쪽)

재	첨	추
재	추	첨
성	대	첨
첨	성	대
운	대	하
대	운	하
늘	소	하
하	늘	소
득	세	소
소	득	세

알	파	걸
걸	알	파
오	리	알
알	오	리
카	카	오
카	오	카
미	니	카
니	카	미
세	련	미
미	련	세

음	걸	마
걸	음	마
늘	마	햄
마	늘	햄
버	햄	거
햄	버	거
짓	말	거
거	짓	말
놀	말	이
말	놀	이

```
    3 0        3 5
x     7    x     9
  2 1 0      3 1 5

    4 9        5 8
x     4    x     6
  1 9 6      3 4 8

    6 7        7 7
x     7    x     7
  4 6 9      5 3 9
```

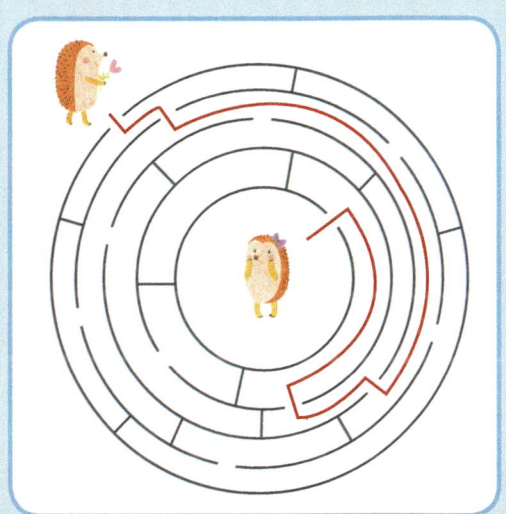

1 — 子(자)
2 — 戌(술)
3 — 寅(인)
4 — 卯(묘)
5 — 辰(진)
6 — 酉(유)
7 — 午(오)
8 — 未(미)
9 — 申(신)
10 — 丑(축)
11 — 未(미)
12 — 亥(해)

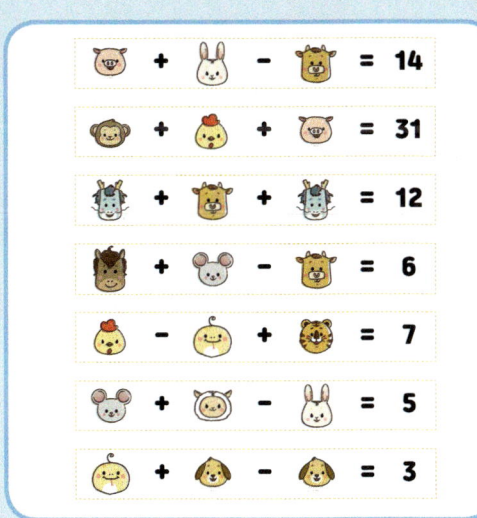

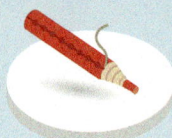

Day 20 (132쪽 ~ 137쪽)

➡ Study every day.

➡ Take a walk every day.

➡ Eat healthy food every day.

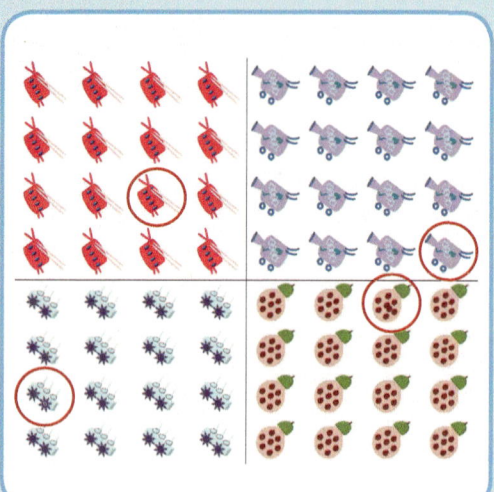

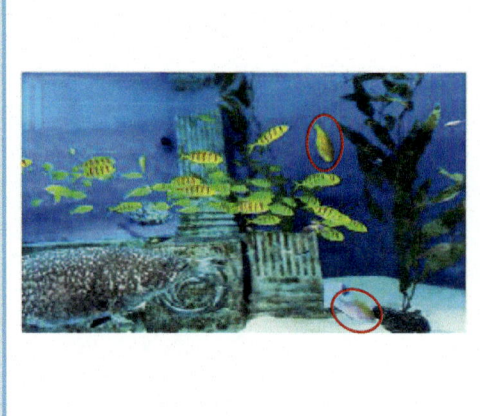

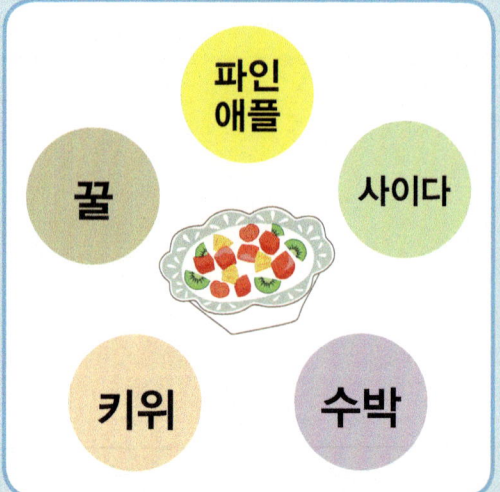

6장 부록

자가체크리스트

교통안전표지 일람표

자가 체크리스트

치매 간이 검사 체크리스트

구분	질문	답	점수
1	오늘은 OOOO년 OO월 OO일 O요일입니까? 지금은 어느 계절입니까?		5점
2	당신의 집 주소는 OO시 OO구 OO동 여기는 어디입니까? (학교, 시장, 병원, 집 등)		4점
3	여기는 무엇을 하는 곳입니까? (마당, 안방, 화장실, 거실 등)		1점
4	물건 이름 3가지 말하기 (예: 나무, 자동차, 모자)		3점
5	3~5분 후에 질문 4의 물건 이름을 다시 말해보라고 한다.		3점
6	숫자 계산 능력: 100 빼기 7은? 또 7을 빼면? 또 7을 빼면? (또는 '삼천리강산'을 거꾸로 말해보라고 한다.)		5점
7	물건 알아 맞히기 (예: 연필, 시계 등을 보여주며 뭐냐고 묻는다)		2점
8	오른쪽으로 종이를 집어, 반으로 접고, 무릎 위에 놓기 (3단계 명령)		3점
9	오각형 두개 겹쳐서 그리기		1점
10	'간장 공장 공장장' 따라 하기		1점
11	옷은 왜 세탁을 해서 입습니까?		1점
12	길에서 다른 사람의 주민등록증을 주웠을 때, 어떻게 하면 쉽게 주인에게 되돌려줄 수 있습니까?		1점
총점	( )점 / 30점		
판정	19점 이하: 확실한 치매, 20~23점: 치매 의심 24점 이상: 정상		

경도인지장애 간이 자가진단 체크리스트

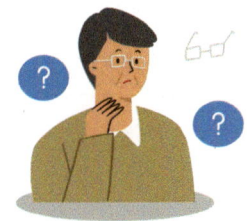

구분	질문	♡ (해당 된 곳에)			점수
		아니다	가끔 그렇다	많이 그렇다	
1	물건을 어디에 두었는지 기억이 잘 안난다.				
2	약속을 잘 잊어버린다.				
3	사람 이름이 갑자기 기억나지 않는다.				
4	며칠 전에 들었던 이야기를 잊는다.				
5	무슨 일을 하고 있었는지 기억이 안난다.				
6	하고 싶은 말이나 표현이 금방 떠오르지 않는다.				
7	같은 질문을 반복하는 경향이 있다.				
8	길을 잃거나 헤맨 경험이 있다.				
9	돈 계산이나 관리에 실수가 있다.				
10	책을 읽을 때 같은 문장을 여러번 읽어야 이해가 된다.				
총점	( )점 / 10점				
판정	8점 이상: 경도인지장애 가능성				

치매 싹 뽑기를 위한 뇌 환경 바꾸기 1

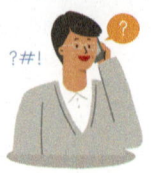

구분	일상 속 두뇌 활동 촉진 훈련법	♡ 실천	X 불이행	참고
1	단골 세탁소나 슈퍼마켓이 아닌 다른 가게를 이용한다.			
2	직장이나 늘 다니던 길을 갈 때 평소와 다른 길이나 방법을 택한다.			
3	통상적인 인사 대신 하루의 시작을 기쁘게 할 덕담을 떠올려 인사한다.			
4	익숙하지 않은 손으로 물이나 음료를 마신다.			
5	익숙하지 않은 손을 이용해 문이나 가방을 연다.			
6	정리 정돈을 자주하고 방의 분위기도 자주 바꾼다.			
7	욕실이나 주방에서 자주 사용하는 물건의 배치를 바꾼다.			
8	단골 식당 대신 새로운 식당에서 식사를 한다.			
9	주차를 한 후 주차층과 자리번호를 큰소리로 3번 말하고 사진을 찍어둔다.			
10	치약이나 샴푸 등을 새로운 향으로 바꾼다.			
11	왼손과 오른손을 번갈아 가며 이를 닦는다.			
12	알파벳이나 구구단을 거꾸로 외우고 한글의 짧은 낱말도 거꾸로 읽는다.			
13	친구가 전화를 하면 전화번호를 기억해본다.			
총점	( )점 / 10점			
참고	○ 치매의 싹은 20년 전부터 시작입니다. ○ 치매의 싹이 잘 자라지 못하도록 뇌 환경을 바꾸고 싹을 뽑을 수 있는 시기이다. ○ 뇌 세포를 훈련 시켜야 한다.			

치매 싹 뽑기를 위한 뇌 환경 바꾸기 2

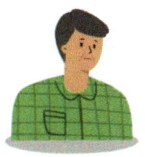

구분	전두엽의 활성화를 위한 촉진법	♡ 실천	X 불이행	참고
1	규칙적으로 운동을 열심히 한다.			
2	부지런하고 매사 성실하게 살며 적당한 욕심과 긴장을 유지한다.			
3	명상이나 기도로 내면의 소리에 귀 기울인다.			
4	무조건 참거나 화내지 말고 자신의 감정을 글로 표현해본다.			
5	책을 많이 읽고 느낌을 정리하거나 독후감을 쓴다.			
6	텔레비전보다 라디오가 상상력을 자극하므로 전두엽 활성화에 좋다.			
7	구체적 목표를 세우고 계획을 행동에 옮기되, 꼼꼼하게 마무리한다.			
8	항상 배우는 자세를 유지하고 자기계발을 위해 열심히 배우러 다니는 것이 좋다.			
9	사회생활을 열심히 하고 다양한 사람을 만날수록 뇌 자극에 도움이 된다.			
10	사랑하는 사람이나 대상이 있어야 하고, 자존감을 유지하도록 한다.			
11	나보다 남을 먼저 배려하는 마음을 갖는다.			
12	봉사활동, 단체활동으로 여러 사람과 공감대를 느낀다.			
13	새로운 경험을 시도한다(반복된 생활은 뇌에 좋지 않다).			
총점	( )점 / 10점			
참고	○ 치매의 싹은 20년 전부터 시작입니다. ○ 치매의 싹이 잘 자라지 못하도록 뇌 환경을 바꾸고 싹을 뽑을 수 있는 시기이다. ○ 뇌 세포를 훈련 시켜야 한다.			

치매 싹 간이 검사 체크리스트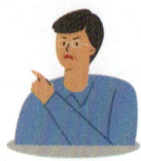

구분	질문	♡	X	점수
1	이미 한 이야기나 질문을 반복하는 일이 잦아졌다. (초 단기 기억장애 시작)			5점
2	물건을 자주 잃어버리거나 문단속 등을 자주 깜빡한다.			4점
3	약속을 잘 잊어 버린다.			1점
4	익숙한 사물의 이름이나 친한 사람의 이름이 잘 떠오르지 않는다.			3점
5	남의 말이 이해가 되지 않고 말귀가 어두워졌다는 말을 듣는다.			3점
6	매사 관심이 없고 의욕이 떨어지며 삶의 활력이 뚜렷히 줄었다.			5점
7	옷이나 차림새에 신경을 쓰지 않는 등 패션에 무감각해졌다.			2점
8	화를 잘내고 충동을 절제하기 힘들다.			3점
9	남을 배려하는 마음이 적고 예의가 없어졌다.			1점
10	말에 두서가 없어지고 조리가 없다.			1점
11	요리 등 복잡한 일이 서툴러지고, 두가지 일을 동시에 하면 한쪽은 꼭 실수를 한다.			1점
12	젓가락질이 서툴고 음식을 자주 흘린다.			1점
13	머리에 안개 낀 듯, 때로 보자기를 뒤집어쓴 듯 머리 회전이 잘 안된다.			1점
총점	( )점 / 30점			
참고	19점 이하: 정상 20~23점: 치매의 싹이 시작 24점 이상: 위험 신호 ○ 치매의 싹은 20년 전부터 시작입니다. ○ 치매의 싹이 잘 자라지 못하도록 뇌 환경을 바꾸고 싹을 뽑을 수 있는 시기이다. ○ 뇌 세포를 훈련 시켜야 한다.			

건망증 정도 (일상 생활편) 간이 검사 체크리스트

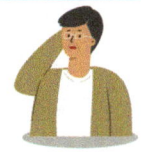

구분		질문	♡	X	점수
1	건망증이 심하다.	방금 전화를 끊었는데, 상대방의 이름을 모른다.			4점
2		같은 것을 몇 번이나 말하고 묻는다.			2점
3		물건을 잘 잊어버리거나 엉뚱한 곳에 두고는 찾지 못한다.			2점
4		새로운 것이 외워지지 않고 약속을 잘 잊어버린다.			2점
5	판단력, 이해력, 집중력이 떨어진다.	요리, 정리, 계산, 운전 등의 실수가 많아졌다.			2점
6		터무니없는 값을 치르고 물건을 산다.			3점
7		이야기의 이치가 맞지 않는다.			2점
8		텔레비전 프로그램의 내용이 이해하기 어려워졌다.			2점
9	시간, 장소를 모른다.	약속 일시나 장소를 틀리는 일이 많다.			2점
10		그곳에 (집안, 사무실)에 왜 왔는지 자주 잊어버린다.			2점
11	성격이 변한다.	별것 아닌 일에 화를 낸다.			1점
12		주위 사람들을 배려하지 않고 고집이 세졌다.			1점
13		자신의 실패를 남의 탓으로 돌린다.			2점
14		"요즘 이상해졌다"는 소리를 자주 듣는다.			2점
15	불안감과 단기기억력이 강해진다.	혼자 있게 두면 두려워하거나 외로워한다.			2점
16		외출 시 가져갈 물건을 몇번이나 확인한다.			2점
17		"자꾸 잊어 버린다고 치매같다"고 당사자가 호소한다.			1점
18	의욕이 없어진다.	속옷을 갈아입지 않고, 차림새에 신경 쓰지 않는다.			2점
19		취미나 좋아하는 텔레비전 프로그램에 흥미가 사라졌다.			2점
20		매우 우울해져서 무언가 하는 것을 귀찮아하고 싫어한다.			2점
총점		( )점 / 30점			
참고		25점 이하: 정상 30~33점: 치매의 싹이 시작 34점 이상: 위험 신호 ㅇ치매의 싹은 20년 전부터 시작입니다. ㅇ치매의 싹이 잘 자라지 못하도록 뇌 환경을 바꾸고 싹을 뽑을 수 있는 시기이다. ㅇ건망증이 치매로 이어지지는 않는다. ㅇ뇌 세포를 훈련 시켜야 한다.			

◎ 교통안전표지 일람표

주의 표지	101 +자형교차로	102 T자형교차로	103 Y자형교차로	104 ㅏ자형교차로	105 ㅓ자형교차로	106 우선도로	107 우합류도로
108 좌합류도로	109 회전형교차로	110 철길건널목	111 우로굽은도로	112 좌로굽은도로	113 우좌로이중굽은도로	114 좌우로이중굽은도로	115 2방향통행
116 오르막경사	117 내리막경사	118 도로폭이 좁아짐	119 우측차로없어짐	120 좌측차로없어짐	121 우측방통행	122 양측방통행	123 중앙분리대시작
124 중앙분리대끝남	125 신 호 기	126 미끄러운도로	127 강변도로	128 노면고르지못함	129 과속방지턱	130 낙석도로	132 횡단보도
133 어린이보호	134 자 전 거	135 도로공사중	136 비 행 기	137 횡 풍	138 터 널	138의 2 교 량	139 야생동물보호
140 위 험	141 상습정체구간	규제 표지	201 통행금지	202 자동차통행금지	203 화물자동차통행금지	204 승합자동차통행금지	205 이륜자동차및원동기장치자전거통행금지
205의2 개인형이동장치 통행금지	206 자동차·이륜자동차및원동기장치자전거통행금지	206의2 이륜자동차·원동기장치자전거 및개인형이동장치 통행금지	207 경운기·트랙터및손수레통행금지	210 자전거통행금지	211 진입금지	212 직진금지	213 우회전금지

| 214 좌회전금지 | 216 유턴금지 | 217 앞지르기 금지 | 218 정차·주차금지 | 219 주차금지 | 220 차중량제한 | 221 차높이제한 | 222 차폭제한 |
| 223 차간거리확보 | 224 최고속도제한 | 225 최저속도제한 | 226 서 행 | 227 일시정지 | 228 양 보 | 230 보행자보행금지 | 231 위험물적재차량 통행금지 |

지시표지

301 자동차전용도로	302 자전거전용도로	303 자전거 및 보행자 겸용도로	304 회전교차로	305 직 진	306 우 회 전	307 좌 회 전
308 직진 및 우회전	309 직진 및 좌회전	309의 2 좌회전 및유턴	310 좌우회전	311 유 턴	312 양측방통행	313 우측면통행	314 좌측면통행
315 진행방향별통행구분	316 우 회 로	317 자전거 및 보행자 통행구분	318 자전거전용차로	319 주차장	320 자전거주차장	320의2 개인형이동장치 주차장	320의3 어린이통학버스 승하차
320의4 어린이 승하차	321 보행자전용도로	322 횡단보도	323 노인보호 (노인보호구역안)	324 어린이보호 (어린이보호구역안)	324의2 장애인보호 (장애인보호구역안)	325 자전거횡단도	326 일방통행
327 일방통행	328 일방통행	329 비보호좌회전	330 버스전용차로	331 다인승차량전용차로	331의2 노면전차전용차로	332 통행우선	333 자전거나란히 통행허용

※시행 2022. 12.

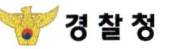 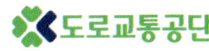

시니어건강서 6
치매예방 뇌비게이션 워크북
뇌훈련교과서 [종합편]

초판발행 | 2023년 5월 25일
재판발행 | 2026년 1월 10일

감　　수 | 허평화 · 임나현
엮은이 | 조혜숙
발행인 | 정옥자
임프린트 | HJ골든벨타임
등　　록 | 제 3-618호(95. 5. 11)
ISBN | 979-11-91977-26-4
　　　　　　978-89-97398-00-3(세트)
가　　격 | 18,000원

본 도서의 내용(텍스트, 도해, 도표, 이미지 등)은 저작권자의 사전 서면 승인 없이 아래와 같은 행위는 금지되며, 위반 시 「저작권법」 제125조(손해배상의 청구) 및 관련 조항에 따라 민 · 형사상 책임을 질 수 있습니다.

① 개인 학습 목적을 넘어 도서의 전부 또는 일부를 무단 복제 · 배포하는 행위
② 학교 · 학원 · 공공기관 · 기업 · 단체 등에서 영리 또는 비영리 목적을 불문하고 허락 없이 복제 · 전송 · 배포하는 행위
③ 전자책, PDF, 스캔본, 사진 촬영본, 클라우드 공유, 온라인 커뮤니티 게시, SNS 업로드, 파일 공유 서비스 등을 통한 무단 이용
④ 기타 디지털 복제 · 전송 수단(USB, 디스크, 서버 저장, 스트리밍 등)을 이용한 무단 사용

※ 파본은 구입하신 서점에서 교환해 드립니다.